HISTOIRES EXTRAORDINAIRES DE GUÉRISONS

Michel-Charles SULTAN

PRÉSENTATION DE L'AUTEUR

Né le 23 mai 1959 à Constantine, Michel-Charles SULTAN, masseur-kinésithérapeute, obtient son diplôme à Paris en 1984.

Au sein de l'association Antares en 1987, sous l'enseignement de M. Eddie COPPRY, il se forme à la kinésiologie ou la santé par le toucher « Touch for Health », méthode mise au point par des chiropracteurs américains les Dr Goodheart, Benett et Chapman.

Il poursuit son cursus en Suisse où il est diplômé en ostéopathie au Collège Ostéopathique de Genève en 1997.

Praticien en Médecine Traditionnelle Chinoise (MTC), il est formé en Belgique à Bruxelles pendant trois années où il obtient son diplôme en 2002, à l'Europe-Shangaï Collège sous la direction de Francis LENDERS.

Pendant les quarante années de son exercice professionnel, il interroge et questionne inlassablement le corps comme gardien inconscient de nos épreuves de vie. Ces blessures de tous les jours sont stockées au cœur de nos cellules : c'est notre mémoire cellulaire.

Sa double approche somatique et émotionnelle offre à chacun d'entre nous la possibilité de prendre conscience des liens invisibles et subtils qui ponctuent et rythment nos réponses biologiques. Cette adaptation permanente, face au monde extérieur, apparaît comme une stratégie de survie en parfait écho aux situations émotionnellement ingérables vécues et ressenties de façon dramatique, la plupart du temps dans l'isolement.

Son travail d'investigation se déroule comme une enquête personnelle, familiale et transgénérationnelle, notamment grâce à la découverte en 2004 des outils de la psycho-généalogie.

En outre, il a eu le privilège d'exercer comme kinésithérapeute-ostéopathe au sein de deux cliniques psychiatriques en Île-de-France durant la seconde moitié de sa carrière professionnelle, soit pendant près de vingt ans.

Aujourd'hui, il anime des conférences pour promouvoir la diffusion et porter à la connaissance du plus grand nombre cette approche révolutionnaire, à la croisée des chemins.

AVERTISSEMENTS AU LECTEUR

Ce livre ne peut en aucun cas être assimilé à une méthode médicale, à une technique de soins ou à une découverte.

Cette approche nécessite et repose impérativement sur des diagnostics médicaux, le respect des traitements et protocoles médicaux conformément aux connaissances actuelles de la science et de la médecine.

Toute personne qui refuserait de recourir, pour lui-même ou pour autrui, à la médecine engagerait sa seule et entière responsabilité.

Il est important de signifier, par souci d'honnêteté pour le lecteur, que ce livre, dédié au grand public, est le fruit de nombreuses années de consultations. C'est grâce à la confiance partagée et réciproque des patients que le chemin de cette évolution thérapeutique a pris naissance. Je tiens ici à préciser que cette approche est le résultat d'une aventure qui s'est progressivement enrichie au fil des années d'expériences cumulées, de séminaires et d'enseignements de mes professeurs et maîtres de stage.

Qu'ils soient tous ici remerciés de m'avoir transmis le fruit de leurs savoirs et de leurs connaissances.

Cet apprentissage comporte de multiples facettes qui reflètent chacune une étincelle de vérité. Cette lente construction a été jalonnée par des succès, qui ont nourri cette passion du soin à la recherche d'une compréhension plus globale, plus holistique, plus intime.

Mais aussi beaucoup de remises en cause m'ont permis de grandir avec la certitude que la vérité absolue n'existe pas et qu'elle comporte des réalités différentes propres à chacun de nous.

Cet outil thérapeutique est le fruit d'une synthèse qui repose sur :

- une approche mécaniste : kinésithérapie et ostéopathie,

- une approche énergétique : kinésiologie et Médecine Traditionnelle Chinoise,

- une approche neurolinguistique : hypnose conversationnelle et programmation neurolinguistique (PNL),

- une approche biopsychologique : biologie totale des êtres vivants, codes biologiques des maladies,

- une approche transgénérationnelle : analyse de l'histoire familiale et des transmissions intergénérationnelles.

Je précise à toutes fins utiles que je ne suis l'inventeur d'aucune méthode, le fruit de cette approche ainsi que le mérite appartiennent à l'ensemble des maîtres qui m'ont formé.

Mes sincères remerciements aux acteurs de cette merveilleuse aventure, à tous ces héros ordinaires de ces histoires extraordinaires.

INTRODUCTION

Depuis quelques années, nous assistons à une révolution dans l'approche et la connaissance des maladies. Le troisième millénaire s'ouvre à l'aube de cette nouvelle grille de lecture. En effet, plusieurs auteurs ont établi un lien entre le vécu émotionnel et la somatisation des maladies. Des travaux passionnants bouleversent et éclairent les relations entre le psychisme et les maladies organiques, apportant ainsi, au grand public, une approche originale sur la compréhension des liens invisibles qui existent entre les émotions, qui jalonnent notre vie, et nos réponses biologiques.

Ainsi apparaissent des perspectives novatrices quant à la prise en charge des symptômes. De nombreux auteurs, tels qu'Anne Ancelin SCHÜTZENBERGER, Claude SABBAH, Gérard ATHIAS, Hans SELYE, Bruce LIPTON, Isabelle BENAROUS et tant d'autres, en synthétisant l'apport du progrès avant-gardiste dans les domaines des neurosciences, de la biologie, de la psychanalyse, de la cybernétique, de l'informatique, de la physique quantique, de la communication, de la programmation neurolinguistique (PNL), nous aident à prendre conscience de cette relation inédite qui existe entre les épisodes marquants de notre vie et les réponses adaptatives de notre survie.

Le véhicule, représenté par internet et les réseaux sociaux, permet aux internautes du XXIᵉ siècle de se connecter à ce nouveau savoir désormais à la portée de tous.

S'interroger sur sa maladie, le pourquoi de sa cristallisation, sa localisation, sa date d'apparition, son évolution, ses cycles, devient à la lumière de ces progrès une démarche prioritaire indispensable au processus de guérison. Cette perception, plus globale de l'être humain face à l'épreuve de la maladie, permet de répondre à des questionnements et des interrogations plus légitimes :

- Avoir le besoin de donner un sens à ce combat, cette bataille,

- Comprendre que cette épreuve ne se résume pas à une malédiction et/ou une fatalité, pilotée(s) par le hasard,

- Exercer son libre arbitre en toute connaissance de cause quant aux choix des thérapies et traitements proposés.

Comprendre que le déchiffrement de ce programme inconscient, qu'est la maladie, constitue un palier pour son évolution personnelle, offrant ainsi, à tout un chacun, la possibilité de partager le fruit de ces nouvelles approches avec le reste de l'humanité.

Cet immense travail de synthèse et d'analyse a permis d'établir un lien fondamental entre le ressenti, le vécu émotionnel, et notre réponse biologique. Cette réponse qui s'inscrit dans nos tissus est la meilleure solution élaborée par notre cerveau pour assurer et prolonger notre survie dans un contexte hostile où le danger qui nous entoure engendre un stress.

La compréhension de ces archétypes de survie permet, dès la prise de conscience, de mieux gérer son capital santé et de restaurer ainsi tant la santé physique que psychique. Pour présenter les choses le plus clairement possible, l'ensemble de ces travaux démontre qu'il existe bien une réalité directe entre nos émotions et nos maladies. Il convient ici de préciser que derrière le mot ÉMOTION, on évoque ici des chocs psychologiques intenses, déstabilisants, bouleversants pour l'individu.

Ces évènements sont de véritables TSUNAMIS émotionnels, qui laissent la personne en état de choc sans stratégie de réponse, d'adaptation mentale et sans défense : <u>un véritable état de sidération</u>.

C'est ce ressenti qui s'imprime au plus profond de nos tissus, de nos organes, de nos cellules et qui programme une maladie ou un trouble du comportement. En effet, le cerveau, pour assurer la survie de l'individu, utilise l'organe et sa fonction pour offrir une solution dans le corps, quand le mental ne la trouve pas. Le prix à payer est certes celui de la maladie pendant que le sujet est maintenu en vie, car le stress mental diminue à partir du moment où le corps prend le relais.

Il est important de souligner que le stress mental, le choc, a le pourvoir de conduire l'individu à la mort s'il dure trop longtemps. Une période de stress intense élimine la concentration nécessaire à la survie pendant que l'absence de repos conduit à l'épuisement physique. Le mental redevient libre de fonctionner, presque normalement, dès lors que l'adaptation biologique est en place. Grâce à ce transfert du cerveau au corps, l'individu gagne un laps de temps…

C'est ce laps de temps qu'il convient d'utiliser pour inverser le processus morbide libérant ainsi notre corps, qui se trouve être l'instrument prisonnier de nos émotions. Il est possible de résoudre le conflit mental qui a engendré la maladie et de libérer ainsi le corps de sa mission d'adaptation momentanée.

Le travail proposé est une démarche thérapeutique qui s'appuie et repose sur une double nécessité :

<u>Faire un diagnostic médical précis</u>, élaboré à l'aide d'examens complémentaires afin de déterminer le plus rigoureusement possible :

- Les tissus,

- Les organes,

- Les articulations,

- Les appareils… où siège la maladie.

<u>Démarrer simultanément une approche psycho-émotionnelle</u>, car le corps n'est pas juste une machine ou un instrument, c'est aussi le réceptacle de nos émotions. Si ces émotions ne sont pas verbalisées ou portées à notre conscience, elles se cristallisent dans notre corps mais pas n'importe où, en résonance exacte avec notre histoire de vie.

Savoir écouter la maladie, c'est accepter d'entendre ce que le « mal dit » dans votre corps.

« Tout ce qui s'exprime ne s'imprime pas et s'efface. »

« Tout ce qui ne s'exprime pas s'imprime dans votre corps. »

Pour illustrer l'ensemble de ces connaissances, nous proposons au lecteur de nous suivre et de découvrir ces histoires généalogiques extraordinaires de la vie de tous les jours.

CES HISTOIRES EXTRAORDINAIRES ERRENT... DE GÉNÉRATION EN GÉNÉRATION.

Redécouvrons notre arbre et nos racines familiales. Voyageons et entrons dans notre univers généalogique... **ÉCOUTONS EN CONSCIENCE CETTE LOGIQUE GÉNIALE...**

Histoire n°1 :

L'ALLERGIE À L'EAU OU LA MÉMOIRE D'UN DRAME FAMILIAL

Cette histoire se déroule en Côte d'Ivoire à Abidjan... en Afrique de l'Ouest, sur la côte Atlantique, il y a plus de quarante ans. Aujourd'hui, notre patient réside en France où il consulte à Paris et cherche désespérément à soigner une allergie à l'eau qui lui cause bien des soucis dans sa vie de tous les jours. Successivement, médecin généraliste, dermatologue, et enfin allergologue confirment tous, tests allergiques à l'appui, l'allergie à l'eau. Les traitements médicaux sont mis en place et accompagnés de toutes les précautions d'usage et d'hygiène pour le corps :

- Crèmes et onguents adoucissants et hypoallergéniques,
- Cortisone par application cutanée,
- Antihistaminiques oraux,
- Spray et laits réparateurs pour le corps,
- Choix de lessives et savons adaptés.

Le patient souffre de démangeaisons, de gonflements, de plaques rouges qui siègent sur une grande partie de son corps. Très peu d'endroits sont épargnés. Son quotidien se transforme rapidement en cauchemar : il n'ose plus se laver ni prendre une douche. Un simple bain se transforme très vite en enfer. Bien sûr, il évite le contact avec l'agent agresseur, mais cela ne résout pas son problème cutané qui se réactive à chaque exposition. Sa hantise augmente au fil des consultations médicales en même temps que son stress et son incompréhension. Il cherche désespérément une solution.

Dans notre société, nous assistons à une véritable explosion des allergies liées aux bouleversements de nos modes de vie. La plupart sont des allergies alimentaires, respiratoires, médicamenteuses, et aux venins d'insectes. La médecine affirme, cependant, que les réactions allergiques de contact du patient ne sont pas dues aux molécules d'eau mais aux substances contenues dans l'eau : minéraux, molécules organiques, micro-organismes et même la température de l'eau froide est évoquée. Cette maladie rare appartient aux hydro-allergies dont les causes véritables sont très peu élucidées de nos jours, leurs mécanismes échappant à la compréhension de la science médicale.

Quoi qu'il en soit, toutes ces hypothèses n'apportent aucune solution à notre patient. C'est en réponse à cet échec thérapeutique que Bernard, sur les conseils de son allergologue, accepte une approche psycho-émotionnelle.

<u>INVESTIGATION</u> : cela consiste à établir un dossier répertoriant tous les antécédents importants dans l'histoire de vie de nos patients.

- Nom prénom : M. A. Bernard

- Date de naissance : 19/01/1970

- Lieu de naissance : Abidjan, Côte d'Ivoire

- Profession : informaticien

- Aîné d'une famille de deux garçons, Bernard et Alain, né le 07/08/1975 à Abidjan

MOTIF DE CONSULTATION :

Allergie cutanée de contact à l'eau (il convient ici de préciser que notre patient peut s'hydrater sans aucun problème).

QUESTIONS :

Comment devient-on allergique à l'eau, une substance essentielle et indispensable à la vie ?

En quoi et de quelle manière, ce symptôme, cette maladie, raconte une partie dramatique de l'histoire familiale de ce clan ?

HISTORIQUE :

Avant le drame, par un beau matin ensoleillé du mois de juillet 1979, Albertine, accompagnée de Bernard et d'Alain, ses deux garçons, se rend au marché couvert d'Abidjan. Chemin faisant, elle décide de laisser les deux enfants prendre un bain de soleil sur la plage. Elle confie la surveillance d'Alain à son grand frère Bernard, toute baignade étant formellement interdite en son absence. Les consignes sont strictes. À son retour, c'est une véritable tragédie. Elle découvre le corps de son petit dernier inanimé, malgré les tentatives des secouristes pour le ramener à la vie. Incapable de contenir son émotion, elle hurle des mots accusateurs qui resteront à jamais gravés dans la mémoire de Bernard : « tu portes la mort de ton petit frère, tu es responsable, et il est mort par ta faute ».

RÉFLEXIONS :

Le corps ne fabrique pas un symptôme ou une maladie dépourvue de sens.

Cette réponse est toujours orchestrée, intelligente, en écho à un stress, une situation ingérable, une incompréhension vécue par une membre du clan ou l'un de ses ascendants ou descendants.

En quoi cette réponse somatique est-elle une solution pour le clan ? De quelle manière est-elle bénéfique ?

Dans cette approche, il faut permettre au consultant de réaccéder au scénario du drame, à cette émotion que le cerveau automatique a pris soin de consigner dans l'inconscient pour éviter au conscient de revivre constamment une souffrance mentale ingérable en y repensant. Durant la séance thérapeutique, il est donc nécessaire de localiser le moment du choc pour que la personne puisse accéder à l'épisode relié au stress. On propose donc un cadre, ou une référence spatio-temporelle, au patient, lui permettant ainsi de se reconnecter aux informations gravées dans sa mémoire. Je demande directement à Bernard : « Quand l'eau a-t-elle été dangereuse ou a représenté un danger dans votre vie ? » Réponse immédiate : « La noyade de mon petit frère Alain âgé de quatre ans ».

À ce moment précis, Bernard comprend le lien resté invisible à sa conscience entre ce drame et sa réponse allergique, l'eau étant le support émotionnel de cette tragédie.

GÉNO-SOCIOGRAMME

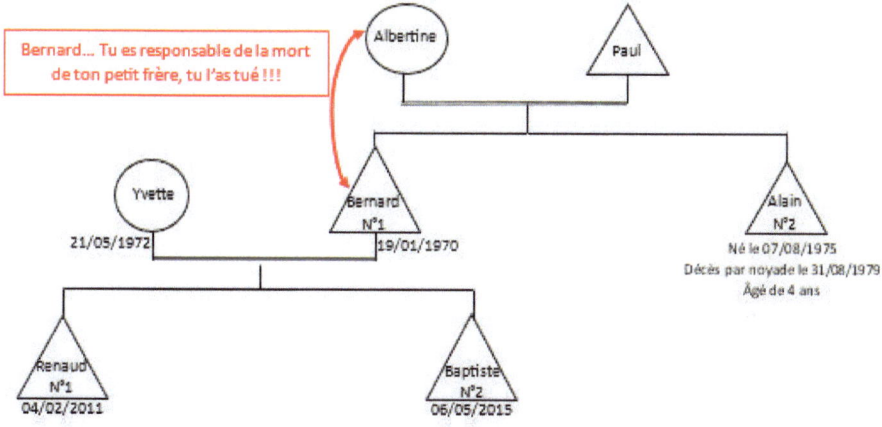

Il m'interroge, cependant, sur ce qu'il doit faire pour guérir : juste comprendre et accepter le lien. Cette prise de conscience est indispensable à la cicatrisation et au processus réversible des pathologies, mais il émet des doutes, car il se sent responsable et coupable. Sa réaction est compréhensible, néanmoins il convient au thérapeute de proposer au patient un recadrage des faits et de lui rappeler les informations suivantes :

Un enfant de neuf ans ne peut pas surveiller un autre enfant de quatre ans.

Son attention et la conscience du danger lui échappent, il est trop jeune pour endosser cette responsabilité, sa concentration est labile.

La surveillance à cent pour cent du temps et de l'espace échappe même aux adultes : mission impossible.

La sécurité de ces deux enfants aurait dû être confiée à un adulte.

À ce moment-là seulement, il accepte de se défaire de ce poids de culpabilité et de responsabilité. Son cerveau intègre les explications, mais il ne comprend toujours pas pourquoi : « Si le drame remonte à quarante ans, pour quelle raison son allergie à l'eau survient-elle si tard dans son existence ? »

LÂCHER-PRISE ET DEUIL :

Le cerveau relit et relie en permanence les dates anniversaires où les symptômes apparaissent ou réapparaissent. J'explique alors à Bernard que le facteur déclenchant de son allergie s'exprime lorsque son fils aîné Renaud, numéro 1 de la fratrie, fête son neuvième anniversaire, âge auquel le drame de la perte du petit frère s'est produit. En effet, son stress émotionnel inconscient déclenche alors ce symptôme allergique afin de permettre à Bernard d'exprimer, à travers sa biologie, un conflit qui était imprimé dans son cerveau inconscient, de façon à faire le deuil définitif de cette tragédie. Ce symptôme prend alors tout son sens, car il lui permet d'en comprendre la signification profonde. Le message est transmis au clan : redoubler de surveillance et d'attention pour Baptiste, numéro 2 de sa fratrie, en résonance avec Alain, lui aussi numéro 2.

Depuis la date de cette UNIQUE consultation, les symptômes de Bernard ont totalement disparu sans laisser de traces... Aucune récidive à ce jour lui permettant de retrouver le cours normal de sa vie.

Histoire n°2 :

TROUBLES OBSESSIONNELS COMPULSIFS : TOC TOC TOC, QUI EST LÀ ?

Catherine prend rendez-vous à mon cabinet d'ostéopathie, pour une lombalgie banale localisée à la troisième lombaire (L3). L'interrogatoire précise les circonstances de l'apparition du symptôme : souffrance lombaire suite au port de charges lourdes et à des travaux ménagers. Je procède alors aux tests mécaniques habituels :

- Tests de palpation,

- Tests de mobilité,

- Tests de résistance,

- La recherche de points douloureux, de points sonnettes et d'alarmes.

Consultation n°1 :

ANTÉCÉDENTS :

- Aucun antécédent particulier,

- Bilans digestifs normaux : la patiente a bon appétit et un transit régulier,

- Bilans radiologiques normaux : pas de fragilité mécanique ou chronique type arthrose, ostéoporose, décalcification, spondylolisthésis,

- Bilans biologiques normaux (sanguins-hépatiques-rénaux),

- Bilan neurologique : elle est suivie depuis 5 ans pour un **TOC** (**T**rouble **O**bsessionnel **C**ompulsif).

Alors qu'elle m'expliquait qu'elle était suivie depuis 5 ans, Catherine plongea aussitôt la main dans son sac pour brandir le médicament qu'elle ne retrouvait pas :

« Je suis désolée, j'ai dû l'oublier sur la table de la cuisine. Au fait, me dit-elle en se redressant sur sa chaise, vous savez ce qu'est un TOC ?

Je lui réponds :

— Oui, mais je préfère que vous me le décriviez, car je n'ai aucun avis ni aucune compétence sur les indications de ce neuroleptique. »

Elle me confirme qu'elle respecte scrupuleusement le traitement prescrit par son neurologue depuis maintenant cinq années consécutives, sans trop de résultats significatifs sur son quotidien. Elle me raconte alors l'histoire suivante :

Pour ses vingt ans, elle est recrutée comme secrétaire comptable au sein d'une entreprise familiale de bâtiments et travaux publics (BTP). Elle occupe ce poste depuis dix-sept ans environ dans un grand bureau qu'elle partage avec cinq ou six de ses collègues. Elle est alors âgée de trente-sept ans, lorsqu'elle est licenciée à la suite d'une décision de la médecine du travail, déclarée « adulte handicapée » inapte à son poste. Elle perçoit depuis une allocation de la <u>COTOREP</u> (<u>C</u>ommission <u>T</u>echnique d'<u>O</u>rientation et de <u>R</u>eclassement <u>P</u>rofessionnel), institution devenue aujourd'hui la <u>MDPH</u> (<u>M</u>aison <u>D</u>épartementale des <u>P</u>ersonnes <u>H</u>andicapées). Elle est aujourd'hui âgée de quarante et un ans. La perte de ses revenus l'oblige à quitter son domicile pour réaménager chez ses parents, voilà bientôt 5 ans.

Elle suit également une psychothérapie, à raison d'une séance par semaine, pour l'aider à gérer le stress consécutif à la perte de son travail, de ses revenus et de son autonomie.

Pendant que je complète son dossier, je m'efforce de comprendre son **TOC** :

Elle se lève plusieurs fois par jour, quinze à vingt fois, pour vérifier inlassablement les poignées des fenêtres en testant le mécanisme « ouverture-fermeture ». C'est plus fort qu'elle, irrépressible, incontrôlable, ses collègues de travail s'inquiètent et en réfèrent à leur hiérarchie par soucis pour sa santé et ce trouble du comportement.

RÉFLEXIONS :

Si l'on admet que cette réponse est adaptée à son histoire personnelle, qu'elle répond à un stress lié à sa survie ou à celle d'un des membres de son clan, alors ce TOC n'est ni incohérent ni anarchique, mais parfaitement orchestré par le cerveau inconscient. Il faut alors observer ce trouble comme un symptôme révélateur d'une souffrance plus profonde, plus enfouie dans son histoire de vie.

QUESTIONS :

- Quel est l'intérêt de ce TOC ?

- En quoi est-ce une solution puisqu'il lui a fait perdre son emploi, ses revenus et son autonomie ?

JE LUI DEMANDE ALORS :

« Mme Catherine, à quoi sert une fenêtre s'il vous plaît ?

Surprise, elle me répond avec un sourire pincé :

— À regarder au travers, à voir dehors.

— Quoi d'autre, s'il vous plaît ?

— À aérer une pièce, à changer d'air.

— Quoi d'autre, s'il vous plaît ? dis-je avec insistance.

Elle marque une hésitation :

— Je viens de vous répondre !!!

J'insiste :

— Quoi d'autre, s'il vous plaît ?

Et je rajoute pour la mettre en stress :

— C'est pourtant une question facile pour un enfant du cours préparatoire. »

Elle ne comprend pas mon insistance ni le sens de ma question. Son stress augmente, son cerveau cherche désespérément une réponse sans parvenir à la formuler. Elle ne peut pas réaccéder aux rails de la situation conflictuelle, situation qui a mis en place son TOC. Un silence pesant s'installe quelques secondes mais qui paraissent une éternité.

Alors je lui prononce distinctement la phrase suivante :

« **Vérifier les fenêtres sans arrêt… Cela sert à empêcher quelqu'un de rentrer ou de sortir.** »

À cet instant précis, elle accède à la situation occultée depuis fort longtemps. Ses épaules s'enroulent, elle se recroqueville sur sa chaise, son cou s'enfonce dans ses épaules, elle baisse les yeux puis éclate en sanglots. Son visage est écarlate, des larmes coulent sur ses joues pourpres, ne pouvant arrêter les secousses de tout son corps, s'étant transformé en spasme général. Haletante, elle cherche sa respiration. À ce moment-là, j'entends une enfant qui sanglote, ce sont les pleurs d'une enfant de douze/treize ans environ et ce n'est plus une adulte qui est assise devant moi. Quelques minutes s'écoulent et je lui dis :

« Pendant que vous fermez les yeux et que vous sanglotez devant moi, votre cerveau inconscient reconstruit une image, une vision, une scène, une séquence.

Elle hoche la tête affirmative.

— Vous pouvez en parler ?

— Oui, nous sommes chez mes parents, ma petite sœur est âgée de neuf ans et moi, je vais avoir bientôt treize ans. Nous habitons un pavillon de plain-pied, dans le 94 à Champigny-sur-Marne, nous partageons la même chambre. Le soir, mes parents viennent nous embrasser en prenant soin de bien fermer les volets, les fenêtres, et de tirer les rideaux : « Bonne nuit les enfants, dormez bien, faites de beaux rêves ».

Au milieu de la nuit, alors que Catherine est réveillée, la chambre est froide, la fenêtre est grande ouverte et sa petite sœur n'est plus dans son lit : elle s'est sauvée par la fenêtre.

« Que faire ? » se dit-elle.

Elle décide de ne pas refermer la fenêtre ni les volets, laissant à sa sœur la possibilité de revenir. Son cerveau est dans une impasse.

OBSERVATIONS :

Fermeture, le soir au coucher, pour sécuriser la chambre, rituel quotidien vécu et partagé entre les parents et les enfants.

Ouverture pour sécuriser et permettre le retour de sa petite sœur, stress vécu seule et dans l'isolement.

Les deux ordres sont contradictoires, opposés : fermeture – ouverture. Cependant, ces deux ordres assurent la sécurité des deux sœurs : éviter la sortie (fermeture) et permettre le retour (ouverture). Il faut donc bien vérifier le fonctionnement ouverture-fermeture des poignées de fenêtres d'où l'installation du TOC.

D'un commun accord, nous avons reporté la séance d'ostéopathie à une quinzaine de jours, laissant ainsi au cerveau un délai suffisant pour rentrer en phase de réparation et annuler ce TOC. Cette prise de conscience a permis à Catherine de saisir le lien invisible qui existait entre les fugues de sa petite sœur et l'installation de son TOC. Je n'ai jamais demandé à Catherine pourquoi sa petite sœur avait fugué.

ÉPILOGUE :

Quinze jours plus tard, Catherine a honoré son second rendez-vous, m'annonçant que son TOC avait régressé de quatre-vingts pour cent. Elle n'avait plus besoin de vérifier en permanence le fonctionnement des poignées de fenêtre. Par la suite, elle a diminué progressivement son traitement médicamenteux, elle a décidé de se reconvertir en ATSEM (Agent Territorial Spécialisé des Écoles Maternelles). Elle a donc retrouvé un emploi à plein-temps, renonçant aux indemnités de son handicap. Elle a emménagé dans un nouvel appartement non loin de ses chez parents, adoptant une petite chienne pour lui tenir compagnie. Elle est restée célibataire sans enfant jusqu'à ce jour. Je l'ai suivie pour des visites d'entretien en ostéopathie pendant de longues années sans aucune récidive de son TOC. Sa sœur s'est mariée et est mère de deux petites filles.

Histoire n°3 :

LA MYCOSE VAGINALE OU L'ODYSSÉE DE LA VIE

C'est l'histoire d'une jeune femme de vingt-neuf ans qui présente une mycose vaginale résistante à tous les traitements allopathiques classiques, comprenant des prescriptions récurrentes d'antibiotiques à large spectre, d'antalgiques, et de crèmes apaisantes.

Les mycoses, ou candidoses vaginales, entraînent des démangeaisons, des inflammations de la vulve et des voies vaginales. L'origine est souvent attribuée à des levures, type *Candida albicans*. Son gynécologue, qui la suit maintenant depuis plus d'une année pour cette pathologie, évoque pour la rassurer que cette affection est fréquente suite à une grossesse à cause soit d'un affaiblissement du système immunitaire (fatigue, allaitement), soit de la prise de contraceptifs oraux ou bien de la pratique de douches vaginales trop fréquentes. Le médecin évoque aussi d'autres possibilités comme le port de vêtements synthétiques ou bien la fréquentation de piscines, saunas, jacuzzis mal désinfectés favorisant la transmission de ces infections vaginales.

En effet, Rachel vient, il y a tout juste une année, de mettre au monde son premier enfant, un joli poupon de 3,520 kg, un garçon nommé Samuel. La mère et l'enfant se portent bien, hormis cette mycose qui semble invincible malgré le protocole mis en place par son obstétricien, médecin d'expérience, âgé de cinquante-six ans, et qui assume une pratique chevronnée de son art médical. Cet homme passionné est très attentif au suivi de ces patientes.

Tout naturellement, il procède aux prélèvements nécessaires afin d'identifier le germe agresseur, cet envahisseur responsable :

- de démangeaisons,

- d'écoulements épais et nauséabonds,

- de pertes blanches ou jaunâtres.

Outre ces symptômes fort désagréables, l'intimité de son couple est perturbée, provoquant à son tour chez son partenaire des démangeaisons, des brûlures et des irritations cutanées lors des rapports, cela obligeant le couple à opter pour l'utilisation de préservatifs à titre préventif.

Le traitement et les mesures relatives à l'hygiène sont respectés et suivis scrupuleusement mais sans succès significatif. Cette affection s'installe pendant sept années, en alternant des phases de rémission et de récidive.

Les accalmies sont surtout observées pendant les phases d'allaitement des deux grossesses suivantes, comme si le contexte hormonal, lié à la transmission de la vie, mettait en sourdine l'expression de la maladie.

L'aggravation ou la rémission des symptômes semblent échapper à toute logique médicale.

Cependant, le couple s'oriente vers d'autres solutions, dites alternatives et parallèles, auprès de naturopathes, diététiciens, aromathérapeutes, qui préconisent un respect plus strict des règles alimentaires afin de renforcer les défenses immunitaires, tout en préservant autant que possible l'écologie intestinale.

La prescription d'ovules, issues d'un mélange d'huiles essentielles, est préconisée : leur composition et leur fabrication s'effectuent à la suite d'un aromatogramme testant la sensibilité ou la résistance des différents germes (bactéries-virus-mycobactéries) aux huiles essentielles.

Le terme d'aromatogramme aurait été initié par les docteurs JEAN VALNET et MAURICE GIRAULT, qui furent les premiers cliniciens dès 1971 à tester le pouvoir germicide des huiles et essences aromatiques pour traiter les maladies[1].

Là encore, les consultations se succèdent aux rythmes des prescriptions mais sans succès ni améliorations significatives des symptômes. Le couple reste confronté à la même impasse thérapeutique.

Rachel veut protéger son couple, son intimité.

De guerre lasse, elle surfe sur le web à la recherche de solutions et de témoignages relatifs à son problème de santé.

LA DÉCOUVERTE

Rachel tombe un jour sur des informations concernant une tout autre approche dans la genèse et la compréhension de ses symptômes.

---

[1] Sources Internet Wikipédia 04-2023

Cet abord offre une nouvelle voie qui se propose d'analyser les stress émotionnels conscients et inconscients, vécus de façon personnelle dans sa propre trajectoire de vie et/ou par procuration en résonance avec les stress vécus par les membres de son clan (ascendants ou collatéraux).

Elle découvre que chacun d'entre nous peut héberger inconsciemment les non-dits et les silences de son clan, un héritage émotionnel et transgénérationnel.

Ses lectures et ses recherches forgent en elle une intime conviction : il fallait comprendre ce qui s'était passé au sein de sa propre famille avant même sa conception et sa venue au monde.

Elle décide alors de prendre rendez-vous avec un thérapeute formé à la psycho-généalogie.

C'est ainsi qu'elle prend rendez-vous à mon cabinet où je lui propose de construire son géno-sociogramme. Ce terme, inventé par Anne Ancelin Schützenberger dans son ouvrage intitulé *Psychogénéalogie, guérir les blessures familiales*[2] est une sorte d'arbre généalogique qui est la représentation schématique d'une famille sur deux, trois ou quatre générations. Cet arbre symbolise et résume les liens et les informations qui unissent les différents membres du clan ainsi que les données biomédicales et psychosociales qui s'y rattachent.

---

[2] Payot 2012

Extrait de *Aïe mes aïeux* d'Anne Ancelin Schützenberger :

« Ce qui est important, c'est la façon dont le thérapeute perçoit les personnages, les liens qui unissent les ascendants aux descendants et aux collatéraux. Ces liens racontent l'histoire invisible du clan au travers des non-dits, des silences, des blancs, des trous de mémoire qui en disent long sur ce qui a été effacé ou rayé de la mémoire familiale. »

Le géno-sociogramme est l'outil principal qui permet de mettre en évidence les phénomènes de répétition, des accidents, des maladies, des deuils non résolus, des dates anniversaires, etc.

Cette enquête généalogique s'appuie sur tous les documents officiels (registres, actes de naissance, mariages, décès, hospitalisations) et retrace tous les faits importants de la vie de famille (études, professions, divorces, séparations, catastrophes naturelles, accidents, maladies), ainsi que les liens affectifs entre tous les acteurs du clan familial.

Voici l'arbre généalogique de Rachel. Il contient des informations pertinentes concernant les membres du clan.

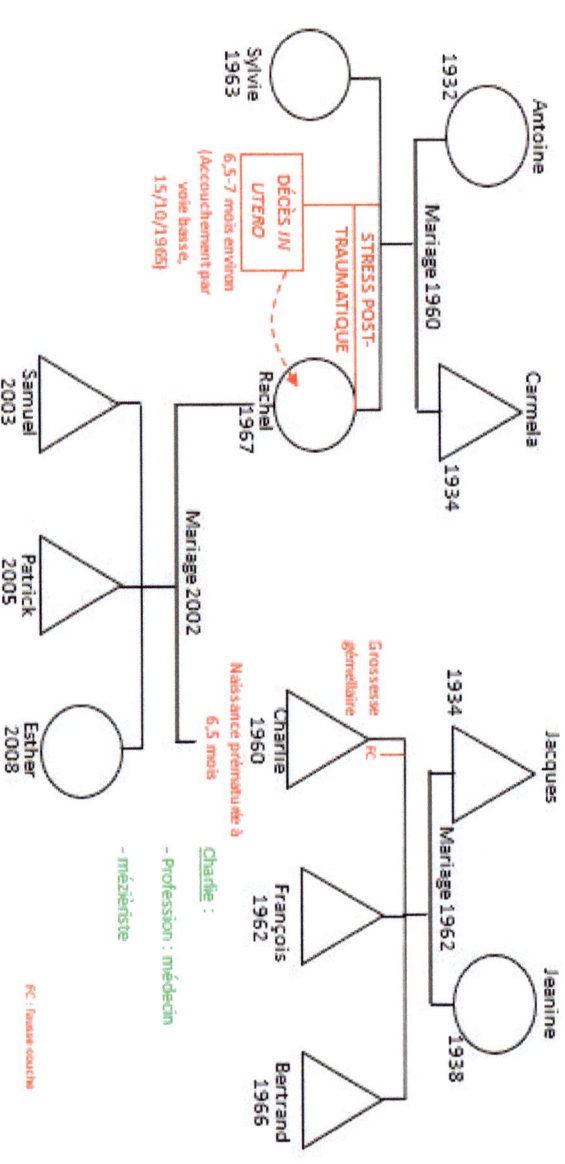

Consultation n°1 :

À la lecture de son arbre généalogique, Rachel prend conscience que les évènements sont connus intellectuellement par les acteurs du clan, ce qui l'est moins, en revanche, ce sont les transmissions invisibles qui viennent raconter les drames vécus par les ascendants.

En effet, Rachel est conçue à la suite du drame de la perte d'un enfant de 6,5-7 mois, décédé *in utero* dans le ventre de sa mère Carmela.

L'accouchement se déroule néanmoins par voie basse pour ce bébé mort-né.

Le fœtus n'étant plus le moteur de son propre accouchement, c'est l'obstétricien qui procède à la délivrance. Pour ce faire, il est dans l'obligation d'extraire le fœtus malgré sa rigidité cadavérique en brisant en partie le squelette de ce nourrisson sans vie.

Cet acte médical se pratique par les voies naturelles sans anesthésie ni césarienne. Carmela perçoit, par ses 5 sens et au travers de tout son corps, toutes les différentes étapes de cet accouchement forcé.

Elle enregistre tous les stress : tactiles, kinesthésiques, auditifs, olfactifs, visuels qui accompagnent ce triste évènement.

Cette étape indispensable, inévitable, incontournable est totalement assumée par le savoir-faire du médecin-accoucheur, mais restera gravée à jamais dans la mémoire émotionnelle de Carmela. Ce ressenti s'inscrit au plus profond de son être : c'est ce ressenti que les généalogistes appellent « la mémoire cellulaire ».

Carmela doit maintenant vivre les différentes étapes de son deuil : tristesse, colère, incompréhension, acceptation...

Le temps fait son œuvre, la vie reprend ses droits, la petite Rachel voit le jour deux ans après ce tragique épisode de vie, vécu par sa mère.

Sans le savoir, Rachel devient la dépositaire de cette mémoire. En effet, Carmela, au fur et à mesure de sa troisième grossesse, vit dans la peur de revivre la même douleur émotionnelle, elle redoute un dénouement tragique. Ainsi, la petite Rachel enregistre, inconsciemment, tous les stress vécus et mémorisés par sa mère :

- avant sa conception, pendant le deuil,

- pendant sa période *in utero* avec une intensité maximale entre 6,5-7 mois durant la gestation,

- lors de sa naissance, jusqu' au moment de son premier cri, de sa première respiration.

Ces émotions sont gravées inconsciemment dans son cerveau, sa mémoire.

Les rails de ce drame sont posés sur le chemin de vie de Rachel qui se trouve être mandatée inconsciemment pour apporter et trouver une solution de survie pour son clan et dans ce contexte précis.

Consultation n° 2 :

le sens du symptôme ~ la compréhension de l'épreuve

Quand une pathologie résiste au traitement conventionnel, malgré tout le soin apporté par les professionnels de santé du corps médical et la puissance de la pharmacopée, il est indispensable d'interroger la dimension morale reliée aux souffrances et aux blessures de la vie.

Cette blessure de l'âme trouve son expression dans le symptôme ou la maladie gravée dans les tissus de nos patients.

QUE VIENT NOUS RACONTER CETTE MYCOSE VAGINALE ?

Toutes les grandes traditions bercent et nourrissent notre inconscient collectif. Rien au monde n'est plus sacré que la transmission de la vie, assurant ainsi la pérennité des espèces et de toutes les formes de vie sur Terre.

Ainsi, la filière génitale est rattachée au SACRÉ et à la CÉLÉBRATION de la VIE.

Dans le cas présent, la VIE n'est plus et c'est le spectre de la MORT qui vient souiller cette filière de la VIE.

Les grands textes sacrés associent la mort à une notion de souillure, ainsi le contact de cadavres ou de dépouilles impose des rituels d'ablutions et de prières, voire des périodes d'isolement symbolisant un processus de nettoyage avant le retour à la VIE.

Dans la nature, ce rôle est attribué aux champignons, aux bactéries, aux mycobactéries, aux micro-organismes qui ont la charge de ce processus de décomposition pour un retour de la matière à la Terre.

Cette mycose est en quelque sorte, à l'échelle de nos cellules, un processus de nettoyage de cette souillure : elle résonne avec la peur de la perte de la progéniture et elle se réactive automatiquement lors de la conception du 1ᵉʳ enfant de Rachel. Cela réenclenche la douleur et la tristesse de sa mère.

Consultation n°3 :

Soigner son arbre en conscience

Dans la construction d'un arbre généalogique, tous les détails, souvent les plus insignifiants, recèlent une partie du potentiel de guérison.

En effet, cette approche transgénérationnelle nous enseigne que tous les enfants sont les gardiens-transmetteurs des situations émotionnelles non résolues par leurs parents ou leurs ascendants.

En d'autres termes, le conflit psychologique des parents devient le manifeste biologique ou comportemental de l'enfant.

La maladie exprimée est toujours la solution biologique optimale et en parfaite réponse au conflit psychologique vécu par les parents et/ou les ascendants, les collatéraux et parfois même les descendants.

L'individu exprime, par procuration, des maladies qui ne lui appartiennent pas.

Le cerveau ne se trompe jamais, il est programmé en termes de survie pour élaborer les meilleures solutions pour les membres du clan.

QUESTIONS-RÉPONSES

Comment Rachel peut réparer la douleur morale de sa mère ?

• Lorsqu'elle prend conscience des liens invisibles qui l'unissent à la douleur morale de sa mère Carmela, elle permet à son cerveau de lancer automatiquement le programme de réparations psychobiologiques. La mycose est déclenchée pour nettoyer la souillure vécue par sa mère.

• Rachel rapporte symboliquement à sa mère un beau prématuré de 6,5 mois en épousant Charlie, son mari, prématuré resté en vie.

• Charlie, du fait de l'exercice de sa profession, contribue à réparer le stress du squelette brisé *in utero* de ce fœtus mort-né. Il est, en effet, un médecin mézièriste et vertébrothérapeute soignant et réparant l'appareil musculo-squelettique.

Rachel comprend, à la lumière des explications psycho-généalogiques, que ce nouvel éclairage offre une perspective différente et contribue à mettre en relief une lecture plus globale de ses symptômes.

La cicatrisation des tissus et de la muqueuse vaginale s'est mise en place dans les quinze jours qui ont suivi cette consultation magistrale.

Les symptômes ont disparu depuis 2003 sans aucune récidive à la suite de cette compréhension en pleine conscience. Cette restitution *ad integrum,* grâce au cerveau émotionnel, a permis une cicatrisation pleine et entière.

Ce résultat a été obtenu par cette nouvelle façon d'analyser le symptôme et son lien avec les programmes parentaux inconscients.

La compréhension des différentes facettes de cette histoire dramatique a permis de compléter les différentes étapes du deuil et de libérer le conflit inconscient à la source du problème physique.

NOTA BENE : MÉTHODE MÉZIÈRE

Cette méthode de rééducation, mise au point par Mme Françoise Mézières en 1947 alliant les postures, les massages et les étirements aux exercices respiratoires, vise à corriger les déviations de la colonne vertébrale. Les principes fondamentaux de son approche reposent sur une correction des chaînes musculaires, visant à relâcher les tensions neuromusculaires. Ses troubles sont jugés incurables par le corps médical. Ce travail est rythmé par la respiration profonde du diaphragme dont les piliers et les coupoles se trouvent attachés sur la colonne dorso-lombaire, la cage thoracique et le sternum. Le travail accompli sur les principales chaînes musculaires vise au relâchement des tensions appliquées sur les vertèbres. Quand la libération des tensions musculaires est obtenue, le corps se redresse. À la manière d'un sculpteur, le praticien travaille sur le corps et cette technique nécessite un apprentissage dont le patient constate les effets correctifs dans le cadre de pathologies affectant la colonne vertébrale telles que les scolioses, les cyphoses et les cyphoscolioses.

Histoire n°4 :

L'ASCENSEUR SOCIAL OU LA CHUTE DANS LA VERTICALITÉ

C'est l'histoire d'une dame de soixante ans environ, qui prend rendez-vous à la suite d'une lombalgie banale.

Nous sommes le 4 novembre 2012.

Je recherche le dossier de Mme Françoise L. dans l'ordinateur pour créer une nouvelle séance. Je lui demande de me préciser le motif de sa consultation : chute accidentelle de sa hauteur, par faute d'inattention, étant pressée à vaquer à ses occupations quotidiennes. En consultant les soins prodigués les années antérieures, je remarque, à mon grand étonnement, que Françoise me consulte depuis quatre ans : À LA MÊME PÉRIODE, entre le 31 octobre et le 5 novembre 2009, 2010, 2011 et 2012...

Tout semble indiquer qu'il s'agit d'une chute accidentelle !!!

Comment le hasard peut-il orchestrer cette répétition ?

QUESTIONS :

- Pourquoi à la même période annuelle ?

- Que signifie cette période dans son histoire de vie ?

- Pourquoi la même semaine sur cinquante-deux semaines ?

Je suis moi-même surpris par cette répétition calendaire. Je lui demande si cette coïncidence signifie quelque chose pour elle ? Cet évènement, comme une date anniversaire, lui évoque-t-il quelque chose ?

« Non, me rétorque-t-elle.

Elle ne parvient pas à établir de lien entre ces chutes accidentelles et un souvenir précis lié à son histoire de vie.

Je lui formule alors la question suivante :

— Quel est le plus gros choc de votre vie, vécu entre le 31 octobre et le 5 novembre, récemment ou il y a longtemps, voire très longtemps ?

Aussitôt, son cerveau émotionnel, automatique et inconscient, effectue une relecture à la vitesse de la lumière et sa réponse est alors évidente à ses yeux :

— Cette date correspond à la date officielle de mon divorce. »

HISTOIRE :

Françoise et Robert sont mariés depuis trente-cinq ans. Ils ont eu trois enfants et sont, aujourd'hui, à la tête d'une très belle PME qui ne compte pas moins de trois cents salariés. Une petite pépite créée à la force de leur labeur dans le monde de la micro-informatique. Pendant trente ans, Françoise a été une attachée de direction présente, investie aux côtés de son mari, tout en étant une mère très proche de ses trois enfants, leur procurant de l'affection et de la tendresse au cœur du foyer. Cette réussite est véritablement le fruit d'un partenariat entre elle et son époux qui occupe le poste de PDG. Bien qu'étant dans l'ombre de son mari, elle organise, planifie et orchestre tous les rendez-vous nécessaires et indispensables à l'évolution de cette entreprise familiale.

À l'aube de la retraite, elle s'attend à profiter avec son époux, entourée de ses enfants et petits-enfants, d'un repos bien mérité. Ensemble, on peut dire qu'ils ont gravi presque tous les échelons de la réussite sociale. Ils habitent une immense demeure, une maison de maître, avec limousine, chauffeur, gardien, personnel de maison, jardinier, cuisinière à demeure, dans les Yvelines (78), au cœur d'un magnifique parc paysagé avec étang, petit bois, et arbres centenaires.

Mais le destin semble en avoir décidé autrement. En effet, Robert recrute une jeune attachée de direction qui préside à la place de Françoise aux décisions de l'entreprise. Au bout d'un certain temps, Robert demande le divorce à Françoise pour être avec cette jeune femme.

RESSENTI ET VÉCU ÉMOTIONNEL :

Je lui demande alors, pendant que tous ses souvenirs remontent à la surface, de me décrire les images évocatrices de son divorce. La scène gravée dans sa mémoire est la suivante :

À la sortie du tribunal, juste au compte-rendu du jugement, elle se retrouve côte à côte avec Robert, durant un bref instant, sur le perron du palais de justice en haut des marches. Son mari la quitte sans un mot ni même un regard. Elle le revoit descendre, rejoindre son chauffeur privé. Ce dernier l'attend et lui ouvre la portière. Tournant définitivement le dos à son passé, son ex-mari plonge aussitôt à l'intérieur de sa luxueuse limousine. À son tour, elle descend l'escalier pour rejoindre la bouche du métro, son ticket de transport à la main, pour rentrer dans son petit deux-pièces à Paris.

Au moment où elle descend les marches, elle enregistre, sans en prendre conscience, sa chute dans la verticalité. Elle se rend compte qu'elle a tout perdu de son prestige, de sa position sociale, de son rang. Son ressenti vécu dans la VERTICALITÉ deviendra des années plus tard le manifeste physique de ses chutes. Elle se retrouve au bas de l'échelle sociale, c'est sa représentation en images qui fut imprimée lors du moment douloureux de la descente dans la bouche de métro. Une métaphore en parfaite osmose avec son ressenti profond.

Je lui propose donc de prendre pleinement conscience de ce lien invisible pour neutraliser la répétition à la date anniversaire du souvenir tragique de son divorce.

Françoise était bloquée dans une étape de son deuil, cette consultation lui a permis d'en sortir et d'avancer.

SYNTHÈSE :

C ...omprendre	
A ...ccepter	La compréhension permet une nouvelle acceptation, ouvre les portes de la guérison, permet à chacun d'entre nous de se libérer de cette cage émotionnelle et d'évoluer sur notre chemin de vie.
G ...uérir	
E ...voluer	

Françoise n'est plus jamais retombée, de manière accidentelle, à cette période de l'année.

Histoire n°5 :

LE SILENCE EST D'OR, LA PAROLE EST D'ARGENT

C'est l'histoire de David, second d'une fratrie de trois enfants (deux garçons et une fille), Alexandre, David et Eden, la benjamine, respectivement.

David est un enfant plutôt introverti, très attaché à ses parents, et peu enclin à aller vers les autres.

À l'âge de quatre ans et demi environ, il est à la fin de sa deuxième année de maternelle et son institutrice convoque ses parents pour les informer qu'il présente, selon elle, un retard de langage. Il est urgent, insiste-t-elle, de prendre rendez-vous auprès de son pédiatre pour établir un diagnostic médical nécessitant une éventuelle prise en charge et, bien sûr, de la tenir informée.

Si ce trouble du langage ne s'améliore pas, il faut envisager la possibilité de placer le petit David dans une structure adaptée car, selon son expérience professionnelle, faire suivre une scolarité normale à David serait une source de souffrance supplémentaire pouvant altérer définitivement ses capacités d'apprentissage.

Ses parents, littéralement abasourdis par cette mauvaise nouvelle, prennent aussitôt rendez-vous auprès du Dr Paul B, pédiatre chevronné et passionné par son travail, âge de soixante-cinq ans environ en 2002.

Consultation n°1 :

Le diagnostic médical

Après un bref interrogatoire précisant le motif de consultation, retard de langage, le docteur Paul B. procède à une auscultation sans faille.

Ce médecin, expérimenté et rodé par plus de trente-cinq années d'exercice libéral, effectue sous le regard médusé des parents un bilan palpatoire tout en communiquant les informations perçues et analysées du bout de ses doigts. Cette main qui sent, qui palpe et qui voit, livre son verdict :

Il explique que le frein de la langue est court et que cette restriction mécanique empêche l'action des muscles de la langue (dix-sept au total). Cette gêne ne permet pas à la langue de percuter le palais, les dents et les joues. Ainsi, l'émission des sons que les phoniatres et les orthophonistes appellent les palatines, les dentales et les labiales, est fortement perturbée.

NB : Le docteur Paul B explique que, malheureusement, il est impossible de procéder à la section chirurgicale du frein de la langue à ce stade. Cet acte médical doit être impérativement effectué avant l'âge de neuf mois, car le plancher de la langue n'est pas encore vascularisé par une toute petite artère qui emprunte le conduit encore vacant du frein de la langue. Cette néovascularisation du plancher assure l'apport artériel nécessaire à l'appareil musculaire de la langue.

En résumé l'enfant souffre :

- d'une hypotonie du diaphragme et ce manque de tonicité affecte la régulation des pressions entre les cavités abdominale et thoracique,

- d'une hypotonie des abdominaux qui engendre une diminution du tonus musculaire,

- d'une hypotonie des muscles de la langue entraînant des difficultés sur le plan du langage (la langue est définie comme molle, semblant séparée en deux par un sillon médian, alors qu'habituellement sa musculature est tonique),

- d'une atrésie d'une corde vocale correspondant à une faiblesse, une fragilité à produire un son.

Toutes ces atteintes cliniques constituent un déficit suffisant, confirmant un trouble réel de retard du langage.

En conclusion, la machine à produire des sons est en panne.

Le traitement du médecin est le suivant :

- prescription en urgence de séances d'orthophonie à raison d'une séance hebdomadaire pendant douze mois,

- rééducation des muscles de la langue effectuée par un kinésithérapeute spécialisé dans ce type d'affection mécanique, au rythme d'une séance par semaine, également pendant douze mois.

Il est urgent pour les parents de programmer les rendez-vous auprès de ces deux professionnels de santé.

Durant une année entière, tous les jeudis sont systématiquement planifiés des rendez-vous le matin et l'après-midi.

C'est le père de David qui assume la prise en charge en obtenant de surcroît la possibilité d'assister aux séances effectuées par ces deux praticiens paramédicaux.

En effet, il est indispensable de répéter tous les exercices à la maison, face à un miroir pour optimiser les différentes phases de la progression.

Le temps presse et, malgré tous les efforts mis en place par les thérapeutes, David et ses parents, aucun progrès n'est perceptible concernant la correction de ce trouble de retard du langage.

Extrêmement préoccupés par cette épreuve et minés par cette épée de Damoclès qui pèse sur le destin de leur fils David, le stress parental redouble d'intensité.

Ils pianotent sur le web à la recherche de témoignages de parents confrontés aux mêmes difficultés que les leurs. C'est durant la période de leur histoire où la lumière d'une solution s'amenuise qu'une petite étincelle d'espoir brille à nouveau : la découverte des travaux des Docteurs Claude Sabbah et Gérard Athias.

Ces deux médecins animaient, il y a une vingtaine d'années, des conférences en France et en Europe sur le poids des traumatismes et des stress transgénérationnels.

C'est à partir de ce jour-là que les parents découvrent le monde insoupçonné et inexploré de la psycho-généalogie.

Dès le début de la conférence, ces deux médecins auteurs-conférenciers évoquent les stress émotionnels vécus par les deux parents, transmis et enregistrés par le fœtus pendant la période de gestation. Cette phase *in utero* impacte inconsciemment le devenir psychologique, comportemental et biologique de notre descendance. D'un commun accord, les parents, Clara et Jean-Michel, décident de prendre rendez-vous avec un psychothérapeute formé à l'approche psycho-généalogique transgénérationnelle.

C'est ainsi qu'ils prennent rendez-vous à mon cabinet.

Consultation n° 2 :

L'approche psycho-généalogique

Cette consultation propose au consultant de comprendre :

- le sens du symptôme,

- la compréhension de l'épreuve.

Après avoir écouté attentivement l'histoire de David, j'offre à Clara et à Jean-Michel la synthèse de toutes les informations utiles concernant les conflits transgénérationnels inconscients, afin de resynchroniser le souvenir de leurs émotions tissées par des liens encore invisibles, inaccessibles à leur compréhension et à leur conscience.

Je leur donne alors les informations suivantes qui vont leur permettre de saisir les modalités et les principes essentiels de cette approche.

QUELQUES NOTIONS IMPORTANTES POUR LE LECTEUR

Avant de poursuivre, il est indispensable que le lecteur se familiarise avec quelques lois et principes fondamentaux à l'origine de cette approche, qui s'est enrichie au fil du temps par les travaux des auteurs les plus connus (Dr Claude Sabbah, Dr Géard Athias, Anne Ancelin Schützenberger, Jean-Philippe Brebion, Nina Canault, etc.).

L'empreinte de naissance

Cette empreinte de naissance est issue des travaux de Jean-Philippe Brebion. Cette approche, inspirée des synthèses de plusieurs auteurs et enrichie de la bio-analogie, cherche à mettre en évidence une autre lecture au sens de la maladie.

Selon Jean-Philippe Brebion, je cite *Vingt-sept mois pour une vie* :

Cette période s'étale sur :

- les neuf mois qui précèdent notre conception,
- les neuf mois de notre gestation,
- les neuf mois qui suivent notre naissance.

Pendant ces vingt-sept mois, l'embryon enregistre le vécu-ressenti de ses parents.

Cette empreinte de naissance imprime un cycle biologique que nous allons dérouler tout au long de notre vie.

Culpabilité

Cet enregistrement automatique et inconscient du « vécu-ressenti » s'effectue simultanément à l'insu des parents et de l'embryon, cela signifie qu'aucun parent ne dépose en conscience une épreuve dans le berceau de son enfant, il ne peut donc pas être tenu coupable.

Il n'y a donc ni coupable ni victime, seulement l'opportunité de saisir la chance que la vie nous offre de réparer cette blessure, cette souffrance transgénérationnelle. À partir de cette prise de conscience, et à ce moment-là seulement, notre responsabilité parentale est engagée pour nous permettre de mieux comprendre le sens de la maladie, le sens de cette épreuve, élevant ainsi notre niveau de conscience et nous permettant de transformer et/ou d'annuler une prédisposition limitante.

Ce travail est une étape indispensable à notre évolution individuelle, familiale et collective.

Principales lois liées au projet parental

- L'enfant exécute inconsciemment la plupart des programmes de ses parents. Certains programmes conduisent à des maladies (maladies par procuration).
- La maladie est la solution parfaite du conflit psychologique ingérable par le cerveau des ascendants.
- Le cerveau ne se trompe jamais, il est programmé pour élaborer les meilleures réponses de survie dans un contexte donné.
- Pour chaque maladie, il existe un mot maladisant et un mot guérisseur : un mot qui nous bascule dans la maladie et son opposé qui nous rend la santé. Ce mot guérisseur redonne du sens à la survie du patient.

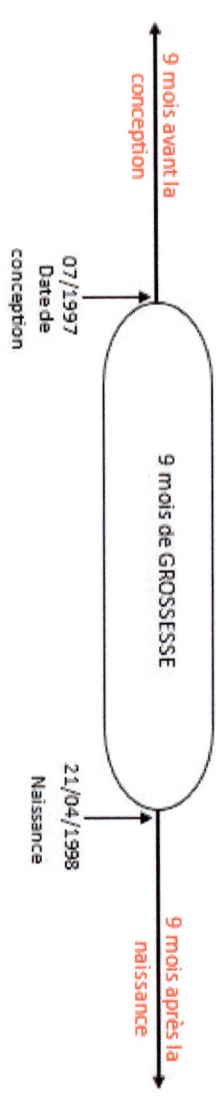
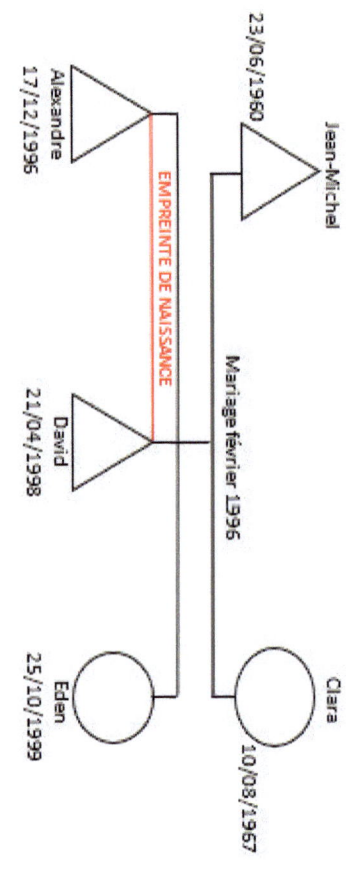

Empreinte de naissance : (Cf : Jean-Philippe BREBION)

9 mois avant la conception

07/1997
Date de conception

9 mois de GROSSESSE

21/04/1998
Naissance

9 mois après la naissance

Jean-Michel
23/06/1960

Mariage février 1996

Clara
10/08/1967

Alexandre
17/12/1996

David
21/04/1998

Eden
25/10/1999

EMPREINTE DE NAISSANCE

La plus grande PÉRIODE de STRESS va durer 3 mois, du 3° au 6° mois de grossesse pendant laquelle David enregistre tous les stress de ses deux parents.

EMPREINTE DE NAISSANCE ≈ 27 MOIS

PRINCIPALES LOIS BIO-PSYCHO-GÉNÉALOGIQUES

• Tous les enfants sont « manipulés » inconsciemment par le stress ingérable de leurs ascendants.

• Les ancêtres transmettent des mémoires à la fratrie. Ces mémoires peuvent être liées à des stress, des dates d'évènements particuliers positifs ou négatifs, des comportements, des maladies ou des accidents.

SITUATION CONFLICTUELLE VÉCUE PAR LES PARENTS DE DAVID DURANT LA GROSSESSE

HISTOIRE : enquêtes - rétrospectives

• Pendant les trois mois de gestation correspondant au deuxième trimestre de la grossesse, les parents du petit David ne s'adressent plus la parole, la communication est quasi totalement rompue.

• Dès qu'un mot est prononcé, éclate une violente dispute ou s'installe un silence total où plus une parole n'est prononcée.

• David intègre cent pour cent de ce stress et se trouve mandaté, missionné inconsciemment pour apaiser le stress émotionnel de ses parents, incapables de trouver une solution à leur différend.

• La réponse biologisée dans l'appareil phonatoire de David est inscrite dans ses tissus : elle est d'éviter que la guerre verbale n'éclate entre les parents.

• Pour éviter toute altercation verbale : il est impératif de garder le silence. Ainsi, pour David,

« LE SILENCE EST D'OR, LA PAROLE EST D'ARGENT ».

À ce moment-là, et seulement là, le sens du symptôme prend toute sa signification. Le lien resté invisible permet enfin de faire la relation en pleine conscience.

Submergés par leurs émotions, Jean-Michel et Clara sont littéralement effondrés par l'impact de leur discorde sur la vie de leur fils.

Il s'installe, à ce moment-là, un énorme sentiment de culpabilité et surtout l'immense responsabilité de tout mettre en œuvre pour la résolution de ce problème. Malgré cette tempête émotionnelle qui accompagne leur prise de conscience, les parents ressentent un profond sentiment d'apaisement, car l'ébauche d'une résolution atteignable s'offre à leurs yeux.

Phase de guérison n°1 : résolution partielle

PROTOCOLE :

Il faut parler à votre fils David, trouver les mots pour le cerveau d'un enfant de quatre/cinq ans, lui raconter votre vécu sous forme d'histoires, de contes pour enfants. Prenez le temps d'y réfléchir, reconnectez-vous à la tonalité conflictuelle et émotionnelle de la situation de l'époque et votre cerveau vous aidera à sélectionner les mots qui « résonnent-raisonnent » avec le ressenti de votre fils David.

Les parents prennent le temps de ramener le souvenir de cette période difficile de leur vie de couple. Trois mois s'écoulent avant que l'instant propice ne se présente un samedi matin où David a rejoint ses parents dans leur lit tandis qu'Alexandre et Eden dorment encore. Ce moment idéal est saisi par Jean-Michel et Clara : « David, pendant que tu étais dans le ventre de maman, tu connaissais tous les mots du dictionnaire, tu parlais mieux qu'Alexandre et Eden, mais tandis que tu grandissais dans le ventre de maman, nous nous sommes fâchés pendant 3 mois, on ne se parlait plus du tout parfois, et quand on se parlait à nouveau on se disputait très fort. Aujourd'hui, tout ça est bien fini, mais trois mois, c'est très long. C'est pour cela que toi tu te souviens encore de toutes ces disputes. Aujourd'hui, tu vois bien que l'on se parle sans crier ni s'énerver ou, au pire, un peu comme avec tes camarades de classe ou avec ton frère et ta petite sœur, on se dispute et on oublie, on se reparle à nouveau, « ami-ami ». Eh bien, tout cela tu dois l'oublier, tu as entendu les cris depuis le ventre de maman, mais aujourd'hui c'est terminé. »

David a écouté sagement pendant dix minutes environ, puis il a souri tout simplement.

La réversibilité démarre à la seconde même de la prise de conscience.

Mais il est nécessaire de laisser un laps de temps de quinze à vingt jours pour que le cerveau puisse dérouler automatiquement toutes les étapes du programme de réparation-restauration. Ce délai est comparable en tout point au temps nécessaire à la cicatrisation post-opératoire liée à une intervention chirurgicale par exemple.

La prise de conscience annule le programme biologique correspondant à la maladie : le retour à la normalité s'effectue en même temps que les symptômes, ou le trouble du comportement, s'effacent progressivement. Ce délai est variable pour chaque individu, dépendant de notre propre vitesse biologique.

Résultat : le petit David a récupéré quatre-vingt-cinq pour cent de son retard de langage au cours des deux semaines qui ont suivi cette prise de conscience.

Consultation n° 3 :

Bilan de consolidation

<u>Un rendez-vous est programmé auprès du Dr Paul B</u>

- le frein de la langue est distendu : longueur et élasticité normale

- le diaphragme : tonicité normale

- la sangle abdominale : tonus normal

- la langue : disparition du sillon médian - tonicité normale

- la corde vocale : cicatrisation

Les quinze pour cent du handicap résiduel correspondent à l'incapacité de David à prononcer correctement la lettre L.

<u>Un rendez-vous est programmé auprès de l'orthophoniste</u>

Cette dernière confirme la réalité des progrès accomplis et assure que la prononciation correcte de la lettre L finira par s'améliorer dans le temps.

Un rendez-vous auprès de l'institutrice

Celle-ci, à son tour, constate les progrès spectaculaires tant au niveau de l'élocution que du comportement de David en collectivité.

L'épée de Damoclès n'est plus au-dessus de la tête de David, et ne pèse plus sur les épaules de ses parents, heureux et soulagés de ce dénouement inespéré.

D'un commun accord, je propose aux parents de faire le point dans trois ou quatre semaines. D'une part, pour apprécier les progrès réalisés par David pour la prononciation de la lettre L. D'autre part, pour consulter les livrets de famille de leurs parents afin de construire leur arbre généalogique sur trois ou quatre générations dans le but d'élucider le défaut de la lettre L.

En effet, le cerveau ne met jamais en place un symptôme ou un trouble dépourvu de « sens », aussi je leur explique comment cette information peut être mémorisée par le cerveau selon un cryptage plus connu sous le vocable de « la langue des oiseaux ».

La langue des oiseaux : cette langue consiste à donner un autre sens aux mots selon un jeu de sonorités, un jeu de mots ou la symbolique des lettres. Cette correspondance sonore jongle avec les non-dits, les anagrammes et les codages subtils utilisant la mystique liée à l'alchimie et à la poésie hermétique (d'HERMÈS, patron des phénomènes cachés), les figures ésotériques, la permutation des syllabes ou des lettres, les fragments de mots soit pour renforcer et amplifier le sens des mots soit pour masquer une information. Cette langue des oiseaux acquiert une dimension psychologique au XXe siècle, avec les travaux de Carl Gustave Jung et de Jacques Lacan, qui y voient un codage inconscient permettant d'amplifier le sens des mots ou des idées[3].

---
[3] Source Wikipédia 2023

Consultation n°4 :

L'histoire du clan paternel de Clara

<u>Objectif de la séance</u> : essayer de comprendre le défaut de prononciation de la lettre L

Les parents de David honorent leur rendez-vous et partagent les informations recueillies au sein du clan de Clara. Avant de procéder à la lecture de l'arbre, j'explique à Clara et Jean-Michel, les parents du petit David, que le cerveau inconscient orthographie le L en déclinant les quatre possibilités phonétiques suivantes :

- la lettre L

- le pronom féminin singulier ELLE

- hèle du verbe héler à l'infinitif

- aile

Ces quatre possibilités recouvrant le même jeu de sonorités, la question posée au clan, et à laquelle il conviendrait de pouvoir répondre, est la suivante :

« QUI DANS LE CLAN A PERDU SES AILES ET N'EST PAS MONTÉ AU CIEL ? »

C'est alors que les parents du petit David vont découvrir deux évènements absolument impensables, inimaginables et quasi inconcevables pour la conscience humaine.

Arbre 2

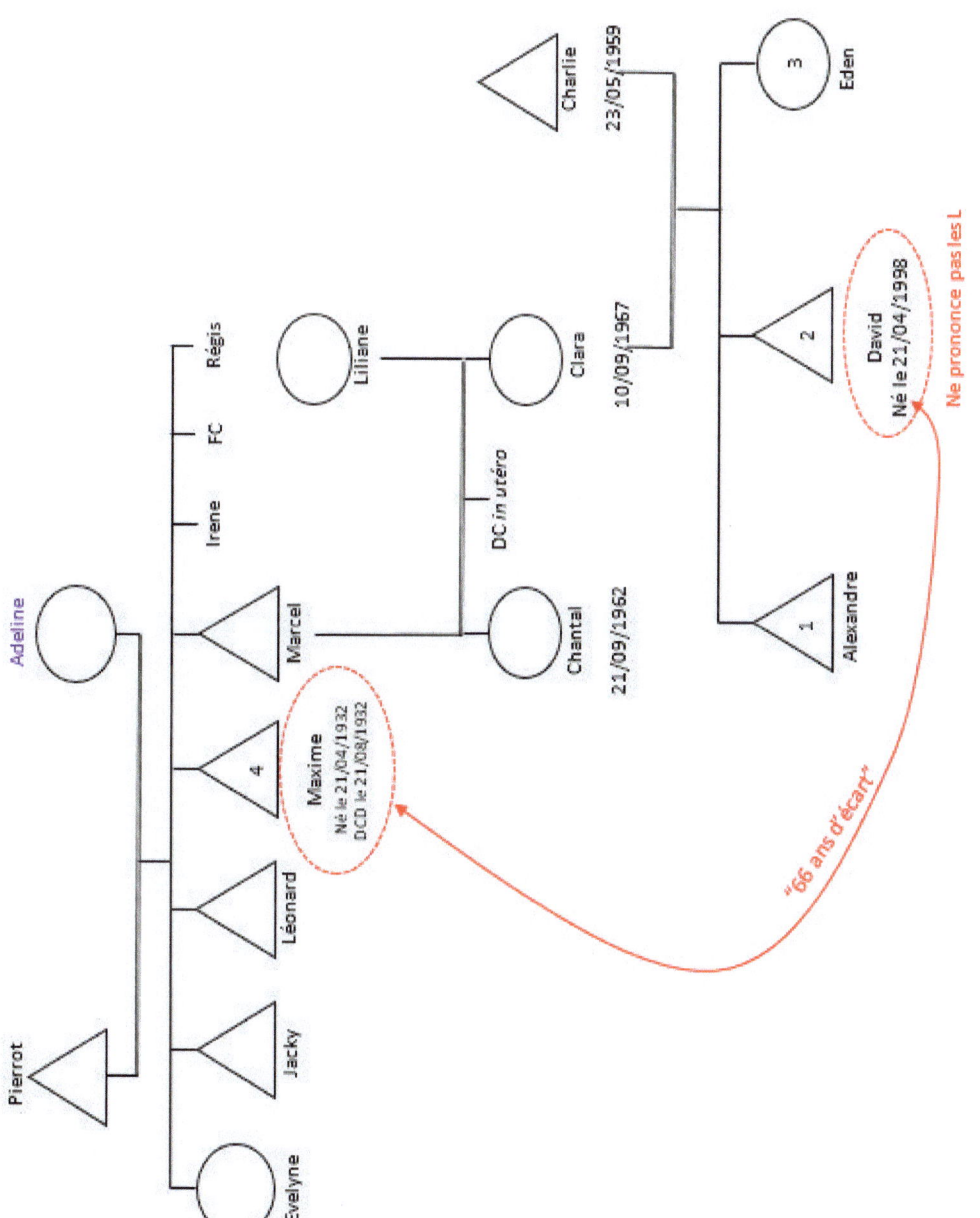

Le père de Clara, Marcel, est le cinquième d'une fratrie de huit enfants. Sa mère, Adeline, met au monde Maxime, son quatrième enfant, le 21 avril 1932, qui décède, à l'âge de quatre mois, le 21 août 1932 d'une dysenterie ayant entraîné sa mort par déshydratation.

Les parents, Pierrot et Adeline, effondrés par la perte de leur enfant considèrent qu'ils ont perdu un petit ange innocent, immaculé, sans péchés ni fautes. Ils procèdent alors à l'enterrement de leur progéniture sans célébrer aucun rituel religieux, aucun éloge funéraire car pour eux :

« UN BÉBÉ DE QUATRE MOIS, C'EST COMME UN ANGE »
Et

« UN ANGE N'A PAS BESOIN DE PRIÈRES POUR MONTER AU CIEL »

Les parents Clara et Jean-Michel comprennent, à cet instant précis, que l'âme de Maxime n'est jamais montée au ciel symboliquement car le rituel n'a jamais été célébré selon le respect des règles de leur communauté religieuse.

De plus, ils découvrent le lien resté jusque-là invisible à leurs yeux : Maxime et le petit David partagent la même date de naissance : le 21 avril à soixante-six ans d'intervalle jour pour jour.

Incroyable coïncidence mais bien réelle : il existe un lien direct entre Maxime et David.

Ce lien propose au clan de procéder à la réparation et à la célébration du rituel afin de permettre à l'âme de Maxime de monter au ciel.

Célébration du rituel - protocole

Les parents suivent mes recommandations afin de procéder concrètement aux différentes étapes du rituel.

- Ils se rendent au cimetière pour pèleriner vers la tombe d'Adeline, l'arrière-grand-mère de David, en compagnie des membres rapprochés du clan familial, avec leurs trois enfants.

- Marcel a la charge des prières récitées à la mémoire de son grand frère Maxime pour le repos et l'élévation de son âme.

- Dès leur retour à la maison, j'invite Marcel à prendre son petit-fils David sur ses genoux et à lui expliquer que son grand-oncle Maxime est bien monté au ciel où il repose maintenant en paix dans un joli jardin parce qu'il a enfin retrouvé ses ailes « L » pour monter au ciel.

RÉSULTATS :

Après un délai de trois semaines environ, le petit David prononçait les « L » parfaitement.

OBSERVATIONS :

- Toute cette épreuve a été orchestrée par la mémoire familiale pour la réparation de l'âme de Maxime.

- Ces disputes ont été imposées au clan par les ascendants pour participer à la guérison de l'arbre du clan.

- Les descendants sont mandatés pour élaborer des solutions à la suite des non-dits et aux silences de leurs ancêtres.

- Le libre arbitre de tout un chacun évolue et s'acquiert en conscience.

- La date de naissance de David a été imposée par son clan comme témoin indispensable à la prise de conscience permettant le rituel de réparation pour le repos de l'âme de Maxime.

CLIN D'ŒIL :

Depuis, David a obtenu son baccalauréat section scientifique mention très bien puis a effectué un brillant parcours universitaire où il termine actuellement sa quatrième année en aéronautique, encore une histoire d'ailes, afin d'obtenir un diplôme d'ingénieur aéronautique.

Histoire n°6 :

L'ÉCOLE PRIMAIRE EN 1939-1945 OU LE VERTIGE DE LA RUMEUR

C'est l'histoire d'une vieille dame, aujourd'hui âgée de quatre-vingt-deux ans. Elle est hospitalisée dans une clinique psychiatrique à la suite d'un état dépressif chronique, aggravé par le décès de son mari après cinquante-huit ans de mariage.

J'exerce dans cet établissement comme kinésithérapeute libéral et j'interviens régulièrement pour la prise en charge des troubles musculo-squelettiques.

Ses deux filles vivent en province dans le sud de la France.

Durant son séjour, son psychiatre référent lui prescrit des soins pour des troubles de l'équilibre et de la marche. Ce dernier redoute une chute et opte pour une rééducation préventive afin de lui réapprendre à se lever, à marcher, à monter et à descendre les escaliers. Le but de cette rééducation est de conserver et d'entretenir son périmètre de marche, tout en optimisant son autonomie dans le cadre d'un retour à domicile.

En effet, à cet âge, une chute de sa hauteur avec fracture éventuelle du bassin ou des lombaires et/ou du col du fémur pourrait engager un problème grave avec des complications consécutives à un décubitus dorsal prolongé (escarres, troubles circulatoires, phlébite, fonte musculaire…).

Je me rends dans la chambre de cette patiente et, après un interrogatoire sur ses antécédents, je lui propose de faire un tour dans les couloirs de la clinique pour pouvoir apprécier plus objectivement la nature de son handicap. Aussitôt dit, aussitôt fait. Je lui propose de me tenir le bras pour la mettre en confiance et pour qu'elle se sente en sécurité. Dès les premiers pas, je fais le bilan des anomalies suivantes :

- Elle baisse instantanément son centre de gravité en fléchissant ses deux genoux et se penche vers l'avant.

- La tête basse, enfoncée dans ses épaules, elle accélère son pas de façon vive, énergique comme si elle allait se mettre à courir. Sa respiration s'accélère, son souffle est plus court.

Je ne comprends pas et lui demande de s'arrêter. Je lui conseille de reprendre doucement sa respiration, de respirer profondément. Je lui explique qu'elle risque de provoquer la chute tant redoutée si elle continue d'avancer de cette façon.

Elle me répond :

« C'est plus fort que moi, je ne peux pas faire autrement, j'ai honte. » Confuse, elle s'excuse poliment.

Je lui demande à nouveau de bien vouloir me tenir le bras, de suivre le rythme de mes pas, de fermer les yeux et d'écouter tranquillement le son de ma voix.

Je reformule en prenant soin de bien employer les mêmes mots utilisés par la patiente.

« Vous êtes en sécurité. Nous allons demander à votre cerveau automatique et inconscient de vous aider à vous souvenir d'un moment dans votre vie où vous avez ressenti le besoin irrépressible d'accélérer le pas sans pouvoir faire autrement, avez eu honte et avez perdu le contrôle de la situation, tout en baissant la tête, avec la respiration courte et haletante. Vous n'avez aucun effort à faire, votre cerveau va remonter le temps. Si vous voyez une image, si vous entendez un son, ou si vous percevez une odeur particulière… dites-moi tout simplement quelles images votre cerveau a reconstruites pour vous : « Où êtes-vous ? Que faites-vous ? »

Note : La technique PNL utilisée est une forme d'hypnose conversationnelle où le sujet, totalement conscient, communique sur un mode de relaxation sophronique. Cet état permet de se connecter à sa mémoire récente ou lointaine. Je lui demande si elle est en mesure d'évoquer ce souvenir tout en continuant à marcher tranquillement, à respirer profondément et calmement.

Un souvenir jaillit de sa mémoire, son cerveau s'étant connecté en une fraction de seconde à cet épisode si particulier de sa petite enfance.

SCÈNE DU SOUVENIR :

Elle raconte...

Elle est en compagnie de sa sœur aînée âgée de huit ans, elle-même n'a que six ans mais le souvenir reste vif dans sa mémoire. Il est seize heures, l'heure de la sortie a sonné. Comme chaque jour, il faut quitter l'école et rentrer à la maison. Ce petit village de quelques habitants à peine vit sous l'Occupation allemande. Ce petit bourg ne comporte qu'une seule et unique grande rue qu'il faut entièrement traverser, car les deux petites filles habitent seules avec leur mère à l'autre bout du village.

D'un côté l'école primaire, de l'autre la maison familiale. Des maisons bordent la grande rue où habitent les enfants de l'école.

Seulement voilà !!! Une rumeur circule dans le village, qui accuse la mère des deux enfants d'avoir des contacts avec des officiers de l'armée de l'Occupation. C'est tout dire en cette période sombre de l'Histoire. Chaque sortie d'école, les petites filles sont huées, insultées par tous les enfants du village. Pour échapper aux ricanements, aux accusations et parfois aux jets de pierre, nos deux petites se mettent à courir le plus vite possible, en baissant la tête, pour éviter les projectiles. Elles accélèrent leurs pas au risque de perdre l'équilibre et de tomber durant leur course effrénée. Cette agression, mélangée au sentiment de honte, son cerveau ne l'a jamais oubliée, seulement occultée.

En effet, elle fut incapable de relier, de façon consciente, les troubles actuels de la marche et de l'équilibre à cet épisode refoulé au fond de sa mémoire pendant près de soixante-seize ans.

Je lui explique qu'un très grand stress (dans ce cas sans doute le décès de son mari) réveille certains épisodes traumatisants de notre vie.

En prenant conscience du lien invisible entre ce douloureux épisode de vie et ses symptômes actuels, notre conversation lui offre ainsi l'occasion de comprendre, d'accepter et de guérir.

Elle a ainsi pu faire le deuil du sentiment de honte et de déshonneur infligé à son clan.

Ses troubles de l'équilibre et de la marche ont progressivement diminué durant les jours qui ont suivi cette prise de conscience, pour disparaître totalement.

À la fin de son hospitalisation, elle a réintégré son domicile parisien.

Le cerveau n'oublie jamais rien et notre corps ne ment jamais.

Histoire n°7 :

LE PÈRE NOËL
OU LE SAPIN DE LA CLINIQUE

C'est l'histoire d'une jeune femme, âgée de trente-neuf ans, qui exerce en tant que secrétaire médicale au sein d'une clinique psychiatrique. J'interviens dans cet établissement à raison de trois vacations par semaine comme kinésithérapeute-ostéopathe pour la prise en charge de troubles et d'affections musculosquelettiques des patients hospitalisés pour des états dépressifs, des troubles de la personnalité et de l'humeur, des phobies et de la paranoïa.

Nous sommes en 2008 et l'hiver est déjà bien installé. La nature est revêtue de sa parure blanc immaculé.

La neige s'étale sur les branches des arbres, comme une épaisse fourrure au cœur d'un hiver qui semble s'éterniser. Il fait froid, très froid. Les branches sont lourdes et pesantes de ce fardeau neigeux. De temps à autre, une bourrasque détache les flocons et la neige tombe au sol dans un bruit sourd, tandis que la branche libérée de son joug semble happée par le ciel.

Cette clinique est posée dans un écrin de verdure où s'épanouissent des arbres centenaires. L'un des plus majestueux trône devant l'entrée, c'est un magnifique sapin rouge. Son énorme tronc porte de monumentales branches qui rayonnent en spirale telles les marches d'un escalier jusqu'à la cime. Un soleil hivernal éclaire le ciel d'un bleu électrique.

Il est huit heures du matin, je viens juste de garer mon véhicule dans le parking réservé au personnel de la clinique.

Sur le seuil de l'entrée, j'aperçois Christelle. Elle est immobile, près des ascenseurs, où elle entonne une série d'éternuements répétés, invincibles. Les yeux rouges et larmoyants, elle m'avoue, tout en s'excusant, qu'elle déteste cette période de Noël. Chaque année, elle déclenche une allergie des muqueuses nasales, sinusales et oculaires. Toute la sphère ORL (nez-gorge-oreilles) est impliquée et s'exprime quel que soit le traitement prescrit par son allergologue. Elle a déjà effectué tous les tests de désensibilisation : c'est une allergie aux pins, aux sapins et plus exactement aux moisissures qui sont de véritables allergènes saisonniers.

Cette allergie se traduit par les symptômes suivants :

- Irritations oculaires,

- Nez qui coule ou bouché,

- Toux,

- Fatigue.

Je lui demande si elle veut bien me préciser depuis quand et à la suite de quoi ces symptômes sont apparus.

Christelle répond : « Seulement depuis cinq ans, car avant cela je n'ai jamais souffert d'allergies. À la suite de quoi, je n'en ai pas la moindre idée, je l'ignore, c'est une allergie saisonnière. »

ENQUÊTE - RÉTROSPECTIVE :

Si le corps a installé ces symptômes, qui perdurent malgré les traitements prescrits, c'est pour répondre à une situation non comprise, non acceptée et mal vécue émotionnellement. Cette allergie saisonnière nous permet de resituer l'espace-temps. Les fêtes de fin d'année sont célébrées entre le 23 et le 31 décembre. Ce rythme annuel résonne telle une fréquence. De plus, nous avons un autre repère temporel : ce sont les cinq dernières années écoulées qui nous renseignent sur le moment correspondant au début des symptômes.

Je demande à Christelle d'écouter tranquillement le son de ma voix et de laisser son cerveau se souvenir d'une situation, d'une séquence, tout en lui précisant :

« Que se passe-t-il dans votre vie, entre Noël et le jour de l'An, en 2003 ?

À ce moment-là, son cerveau automatique fournit l'information d'une scène douloureuse où sa vie entière a basculé en une fraction de seconde. Elle raconte :

— Je me souviens, nous étions tous réunis dans la maison familiale chez nos parents… très heureux de réunir leurs deux filles, leurs gendres et tous leurs petits-enfants. Le repas traditionnel est servi, tous les cadeaux sont déposés, selon le rituel, au pied du sapin près de la cheminée. Petits et grands sont en effervescence lorsque, sans aucun ménagement, ma sœur et mon mari se lèvent pour nous annoncer : « Nous partageons une double vie depuis deux ans, nous ne pouvons plus nous mentir à nous-mêmes ni mentir au reste de la famille. Nous sommes amoureux et nous allons partir vivre ensemble dès ce soir !!! »

Ils se lèvent, quittent la maison, plantant là toute la famille, littéralement sidérée par cette annonce aussi brutale qu'inattendue. Je suis choquée et humiliée. Mon mari se sépare de moi pour aller vivre avec ma sœur ! Mes parents sont sous le choc, l'incompréhension est totale, tout bascule de la sérénité au cauchemar. Ni moi, ni mes parents, ni les enfants ne s'étaient doutés un instant de cette situation. La sidération est totale. »

À la suite de ce cataclysme, les procédures de divorce se sont mises en place.

Alors les différentes étapes du processus de deuil ont pu démarrer...

SYNTHÈSE :

Je lui demande si elle comprend le lien en conscience qui existe entre sa maladie « allergie au sapin de NOËL » et la douleur morale de cette trahison incompréhensible et inacceptable de ce Noël 2003. Je lui explique que, pour la protéger de sa douleur morale, son cerveau active automatiquement le programme biologique de survie : éviter tout contact avec l'agent allergique pour mieux la protéger de sa douleur morale. Ce sapin est devenu le symbole émotionnel de ce tsunami familial.

Christelle comprend à cet instant précis que son symptôme allergique a été mis en place automatiquement par son cerveau. Cette nouvelle compréhension, suivie d'une acceptation, lui a permis d'accéder à la phase de guérison-cicatrisation de son allergie.

Christelle travaillait à la clinique depuis de nombreuses années, où elle exprimait son allergie aux moisissures de sapin qu'entre le 23 et le 31 décembre de chaque année.

Pourtant, tout le reste de l'année, elle passait chaque matin devant ce magnifique sapin rouge, sans déclencher aucun symptôme de son allergie.

Le cerveau, tel un ordinateur, enregistre les rythmes de l'espace et du temps. Cette relecture spatio-temporelle ne se déclenchait qu'à la date anniversaire des évènements où son stress émotionnel et inconscient était à son paroxysme...

Depuis Christelle a fondé un nouveau foyer, partage son quotidien avec son compagnon, lui aussi père de deux enfants.

Elle comprend qu'elle ne peut ni changer les évènements du passé ni changer les autres... ni le monde extérieur.

En portant un autre regard sur son histoire, sur le film de sa vie, elle imprime au plus profond de son être un ressenti différent.

Cette paix intérieure retrouvée apaise sa douleur morale, lui permettant de renouer progressivement le contact avec sa sœur et son ex-mari.

Le pardon se révèle être une étape indispensable à la cicatrisation de sa douleur émotionnelle pour accéder à une guérison physique.

Aujourd'hui, tous les symptômes de son allergie ont totalement disparu et Christelle ne déteste plus les fêtes de Noël en famille !!!!

Histoire n°8 :

L'ECZÉMA DES DEUX MAINS OU LE DÉPART DU PÈRE

C'est l'histoire d'un homme âgé de cinquante-cinq ans au moment des faits, qui se déroulent en région parisienne.

M. Laurent B est marié depuis vingt ans environ et père de trois enfants.

Il travaille comme conseiller dans un cabinet d'analyses financières.

Il me consulte pour la première fois à la suite d'une dysfonction de son articulation temporo-mandibulaire surtout marquée à droite. Nous sommes en avril 2016.

Ce syndrome est appelé SADAM (**S**yndrome **A**lgo-**D**ysfonctionnel de l'**A**rticulation **M**andibulaire) ou Syndrome de Costen.

DÉFINITION ET SYMPTÔMES :

C'est une affection répandue entraînant des douleurs accompagnées de manifestations variées et multiples :

- craquements et limitations des amplitudes articulaires,
- acouphènes : sifflements ou bourdonnements auditifs,
- otalgies temporales et auriculaires,
- céphalées,
- vertiges,
- cervicalgies,
- fatigue.

Cette affection répond à des séances de kinésithérapie et/ou d'ostéopathie visant à libérer les tensions musculaires et capsulo-ligamentaires. Elle nécessite fréquemment une approche psychothérapeutique.

Au cours des séances, M. Laurent me révèle qu'il souffre également d'un eczéma chronique localisé aux deux mains depuis plusieurs années, malgré les traitements prescrits par ses différents médecins : généraliste, dermatologue et enfin allergologue.

Les phases de poussées anarchiques sont entrecoupées de phases de rémission sans pouvoir identifier clairement les causes et les facteurs qui déclenchent les récidives. Les prescriptions se succèdent apportant un soulagement significatif sans pouvoir éradiquer la chronicité des rechutes.

C'est alors que je propose à mon patient de bien vouloir réfléchir à la possibilité d'une approche psycho-émotionnelle complémentaire aux traitements conventionnels.

Consultation n° 1

Motif de consultation : Eczéma des deux mains.

Définition : inflammation chronique de la peau qui évolue par poussées. C'est une dermatite isolée, alternant quatre phases successives :

- phase érythémateuse,

- phase vésiculeuse,

- phase suintante,

- phase croûteuse.

Ces différentes phases coexistent sous des formes variées, mais les démangeaisons et le prurit sont constants. La phase de guérison survient sans cicatrice jusqu'au prochain cycle de récidive.

L'atteinte des mains est particulièrement invalidante et handicapante au quotidien affectant progressivement la qualité de la vie. Les arrêts de travail sont fréquents, l'équilibre général est perturbé (insomnies, syndrome dépressif, phobies sociales).

L'objectif de la prise en charge se résume à un eczéma qualifié de « blanchi », afin d'améliorer le contexte psychosocial.

Pour permettre au patient d'intégrer les modalités de cette approche psycho-émotionnelle, il convient de lui présenter succinctement les principes fondamentaux de cette méthode.

EXPLICATIONS-PRINCIPES FONDAMENTAUX

<u>LE MONDE EXTÉRIEUR</u>

L'humain est confronté en permanence au monde extérieur. Cette communication est constante tout au long de notre vie, depuis la vie intra-utérine où le fœtus perçoit déjà, au travers du ventre de sa mère, les voix de ses parents, les sons, les bruits liés à son environnement.

Ce dialogue avec le monde extérieur s'effectue essentiellement par nos 5 sens, la réalité de notre environnement est filtrée par nos organes neurosensoriels, à savoir :

- L'OUÏE : l'audition, les paroles, les sons, la musique, les concerts... L'OREILLE.

- LA VUE : la vision, les images, les couleurs, la lumière, les photos, le cinéma... LES YEUX.

- LE GOÛT : les saveurs, les repas, la cuisine, les épices... LA LANGUE.

- L'ODORAT : les odeurs, les parfums, les essences, les arômes, les fleurs... LE NEZ.

- LE TOUCHER : le contact, le chaud, le froid, la température corporelle, la séparation... LA PEAU.

Le tout dans une dynamique de vie qui implique de prendre en compte les mouvements, les déplacements, l'espace et par conséquent la gestion du temps.

L'Homme appartient au monde qui l'entoure en intégrant une dimension spatio-temporelle de son environnement, de sa réalité. Cependant, le filtrage de toutes ses informations, couplé à notre mémoire sélective, ne nous permet pas de conserver intact la réalité des situations auxquelles nous sommes confrontés tout au long de notre parcours.

C'est cette distorsion entre notre vécu, notre ressenti et nos souvenirs sélectifs, qui se trouve être à l'origine de la mise en place d'un symptôme, d'une maladie ou d'un trouble du comportement.

LE CERVEAU : SUPER-ORDINATEUR

Notre cerveau enregistre tout le fil de notre histoire. Il stocke la totalité des évènements et les garde en mémoire. Sa fonction essentielle est d'effectuer toutes les opérations possibles afin de nous maintenir en vie, instant après instant, dans les meilleures conditions possibles face à un monde extérieur souvent hostile. Il contrôle, sous son entière dépendance, tous les organes du corps humain, les tissus et toutes nos fonctions biologiques vitales.

Cette régulation, adaptative face au milieu extérieur, contient tous les programmes de réparation, de cicatrisation et de restauration optimale dans les meilleurs délais possibles : c'est l'homéostasie.

En résumé, à chaque fois que le potentiel vital de l'individu le permet, le cerveau lance et engage le processus de réparation (restauration de l'organe et de sa fonction) si et seulement si le sujet prend conscience de ses conflits maladisants : à savoir établir le lien avec les « tsunamis émotionnels » vécus la plupart du temps dans l'isolement, laissant le sujet sans stratégie de défense. Ces épisodes bouleversent et déstabilisent l'individu dont la réponse biologique s'inscrit dans les tissus en exprimant soit un symptôme, soit une maladie, soit un trouble du comportement.

LE SENS DU SYMPTÔME

QUESTIONS :

- Pourquoi un eczéma ?

- Pourquoi une maladie de la peau localisée sur les mains ?

- Comment comprendre le cycle des récidives ?

- En quoi cette maladie constitue une réponse biologique en résonance avec le vécu émotionnel de M. Laurent B ?

SÉANCE :

J'invite mon patient à se soumettre à un test de sensibilité effectué habituellement par les neurologues pour évaluer les troubles de la sensibilité fine. Ce test se pratique sur tout le corps et consiste à reconnaître la différence entre 2 stimuli ponctuels, par exemple entre une piqûre et un simple toucher : c'est l'épreuve du « pique-touche ». La piqûre est effectuée à l'aide d'une aiguille tandis que le toucher est réalisé par une extrémité ronde.

Je demande à M. Laurent B de bien vouloir fermer les yeux et de me dire si, à chaque stimulation, je pique ou je touche et si nous sommes en contact ou en séparation.

Je lui demande aussi de me dire le plus finement possible où il localise le point de chaque contact :

- doigt (face palmaire, dorsale, latérale ou la pulpe),

- phalange, ongle,

- pouce, index, majeur, annulaire, auriculaire,

- paume ou dos de la main,

- côté droit ou gauche.

Ce test me permet de faire comprendre que la peau est l'organe sensoriel du toucher, ce tissu est doté de millions de récepteurs capables d'enregistrer toutes les finesses de la perception tactile (température-douleur-vibration-pression-étirement), à n'importe quel endroit du corps.

J'effectue sur les deux mains une série de « pique-touche » et, à chaque fois, M. Laurent B me précise la localisation du contact et répond simultanément « contact-séparation ».

À la fin du test, je lui fais prendre conscience que toutes les pathologies de peau, sans exception, résonnent avec la douleur d'une séparation.

La peau veut nous dire quelque chose au travers de notre corps : cette maladie est là pour nous faire comprendre ce que « le mal a à nous dire ».

En effet, le cerveau mémorise ainsi, au travers de la peau, les histoires de « contacts-séparations ».

La peau s'exprime comme un témoin qui relate des « contacts-séparations » vécus difficilement sur le plan émotionnel.

Le patient peut exprimer deux situations possibles :

- soit la perte d'un contact (famille, ami, animal) avec le regret, la tristesse qui l'accompagne, c'est bien une séparation en pure perte de contact,

- soit un contact imposé (travail, hiérarchie, parent, mari) devenu insupportable, c'est une séparation attendue avec impatience et qui tarde à se réaliser.

Cette brève présentation permet de comprendre à M. Laurent B que nous allons maintenant investiguer, enquêter, au sujet d'une séparation douloureuse ressentie et vécue en pure perte de contact ou au contraire à la suite d'un contact imposé malgré le désir de la séparation. Sur ce, nous programmons ensemble un autre rendez-vous, une dizaine de jours plus tard.

Consultation n°2

LOCALISATION : PAUMES DES 2 MAINS

M. Laurent B me demande de lui expliquer le pourquoi de la localisation aux deux mains.

EXPLICATIONS :

Dans l'inconscient collectif, l'Homme est placé comme un trait d'union entre le Ciel et la Terre.

Cette notion est fondamentale en <u>M</u>édecine <u>T</u>raditionnelle <u>C</u>hinoise (ou <u>MTC</u>) où l'Homme est appréhendé constamment par rapport à son milieu extérieur, en connexion avec le CIEL et la TERRE : les mains tendues vers le CIEL, les pieds solidement ancrés dans la TERRE.

Cette dialectique taoïste considère :

- le principe YANG, comme l'archétype masculin lié au CIEL,

- le principe YIN, comme l'archétype féminin lié à la TERRE, mère nourricière de tous les êtres vivants.

Ainsi, les mains sont reliées symboliquement, inconsciemment et émotionnellement au CIEL, au Père céleste, aux instances supérieures, à notre père biologique.

Ainsi, les pieds sont reliés symboliquement, inconsciemment et émotionnellement à la TERRE MÈRE, à notre mère nourricière, à notre mère biologique.

LA PRISE DE CONSCIENCE :

À ce moment précis, M. Laurent B comprend et me raconte son histoire.

Nous sommes le 18 avril 2013.

Lorsque le téléphone sonne, M. Laurent B apprend que son père vient d'être admis au service des urgences. La voix se veut rassurante : « Rien de grave, son état est stable ».

Le père de M. Laurent B vient de fêter ses soixante-dix-neuf printemps.

Il est suivi depuis plusieurs années suite à :

- une insuffisance rénale dont l'évolution laisse entrevoir la mise en place d'un protocole de dialyse,

- un diabète insulino-dépendant depuis trente ans environ,

- une insuffisance cardiaque traitée chirurgicalement par un triple pontage coronarien en 2007.

Malgré l'excellence de la prise en charge des différents services hospitaliers, le père de M. Laurent B s'éteint le 13 mai 2013 à Paris. Il est inhumé le 14 mai 2013 en Israël au cimetière d'Ashdod.

Laurent et ses frères sont issus d'une famille juive traditionaliste et procèdent donc à la récitation journalière des prières pour l'élévation et le repos de l'âme de leur père.

Ainsi le préconise la tradition : chaque jour, pendant la première année du deuil, puis chaque année à la date anniversaire du décès. Ce rituel permet d'honorer la mémoire des chers disparus afin que leur souvenir ne sombre pas dans l'oubli.

M. Laurent B exprime, au travers de son eczéma, toute la souffrance liée au départ, donc à la séparation, de son père.

Je lui explique aussi que, dans toutes les grandes traditions monothéistes, l'Homme adresse ses prières aux instances supérieures, les paumes des mains tournées, orientées vers le Ciel.

« Notre père qui est aux cieux, Notre père tout-puissant, les yeux levés au Ciel, les paumes de mains ouvertes en réception de l'offrande céleste. »

Toutes ces images sont parfaitement ressenties par notre patient, qui éprouve à ce moment-là une très vive émotion. Il ne peut retenir les larmes qui coulent le long de son visage.

Il revit alors la scène suivante que son cerveau vient de reconstruire dans sa tête.

Il se souvient.

Il raconte.

LA SCÈNE DU SOUVENIR : SÉQUENCE ÉMOTION

« Nous sommes à la synagogue, le jour du Nouvel An, c'est la fête de *Rosh Hachana*[4].

Octobre 2016, je suis terrassé par des sanglots que je ne peux contenir.

Comme chaque année, nous sommes tous réunis sous le châle de prière de mon père : le *talith*. Ses enfants et tous ses petits-enfants se tiennent debout au moment de la bénédiction annuelle récitée par tous les Cohen dans toutes les régions du monde, à la surface de la planète. Pendant cette prière, il est d'usage de bénir tous les membres de son clan, tous abrités sous le châle de prière du patriarche qui pose les paumes de ses deux mains sur la tête de chacun d'entre nous. C'est à cet instant très précis que je ressens le très grand vide de cette séparation : je ne sentirai plus jamais le contact avec les deux paumes protectrices de mon père au moment de la bénédiction annuelle du Nouvel An. »

LIBÉRATION ET SYNTHÈSE

M. Laurent B a parfaitement compris intellectuellement les liens invisibles et inconscients de son eczéma, cette maladie exprimant en tout point sa souffrance émotionnelle.

- **LA PEAU = LA SÉPARATION = ECZÉMA.**

- **LES PAUMES = LES MAINS = LE PÈRE = LE LIEN SUBTIL AUX INSTANCES CÉLESTES.**

Ces instances célestes doivent être acceptées et comprises pour libérer les différentes étapes du deuil.

---

[4] Traduction littérale : la tête de l'année, le commencement du Nouvel An

LE RESSENTI : CHANGER SON REGARD

Je suggère alors à M. Laurent B de comprendre le clin d'œil de son histoire pour réaliser que le temps était venu pour lui de procéder à son tour, pour ses propres enfants, à la bénédiction annuelle du Nouvel An. Ce symbole est comme le signal du passage de témoin de père en fils pour que se perpétue la tradition.

Cette nouvelle image s'est inscrite dans le cerveau de notre patient, lui permettant enfin d'apaiser la douleur morale de la séparation et de comprendre que, de là-haut, son père lui demandait de transmettre à son tour le flambeau de la tradition.

« Rien ne se perd véritablement, c'est le secret de la Transmission »

CONCLUSION

Quelques semaines plus tard, l'eczéma des deux mains de M. Laurent B guérissait totalement, sans laisser de cicatrices, sans récidive à ce jour depuis 2016.

Cette prise de conscience a permis une restitution *ad integrum*. Le cerveau apaisé a libéré le corps prisonnier de cette émotion et a lancé le programme de cicatrisation (réparation), restaurant les constantes biologiques et l'équilibre de l'homéostasie.

NB : RAPPELS AU LECTEUR

LE TALITH : définition

Dans la tradition juive, il s'agit d'un châle de prière, dont toute personne s'enveloppe pour prier. Cette notion accentue l'idée que nous sommes tous égaux devant le Créateur. Ce châle est généralement en laine ou en soie, garni aux quatre coins de franges que l'on appelle *tsisit*. Ce châle est porté lors de la prière du matin. Le port du *talith* est un commandement qui évoque à lui seul l'ensemble des commandements nous rappelant ainsi nos obligations à l'accomplissement des six cent treize lois énoncées dans la Thora.

Photos Eczéma 2013-2016

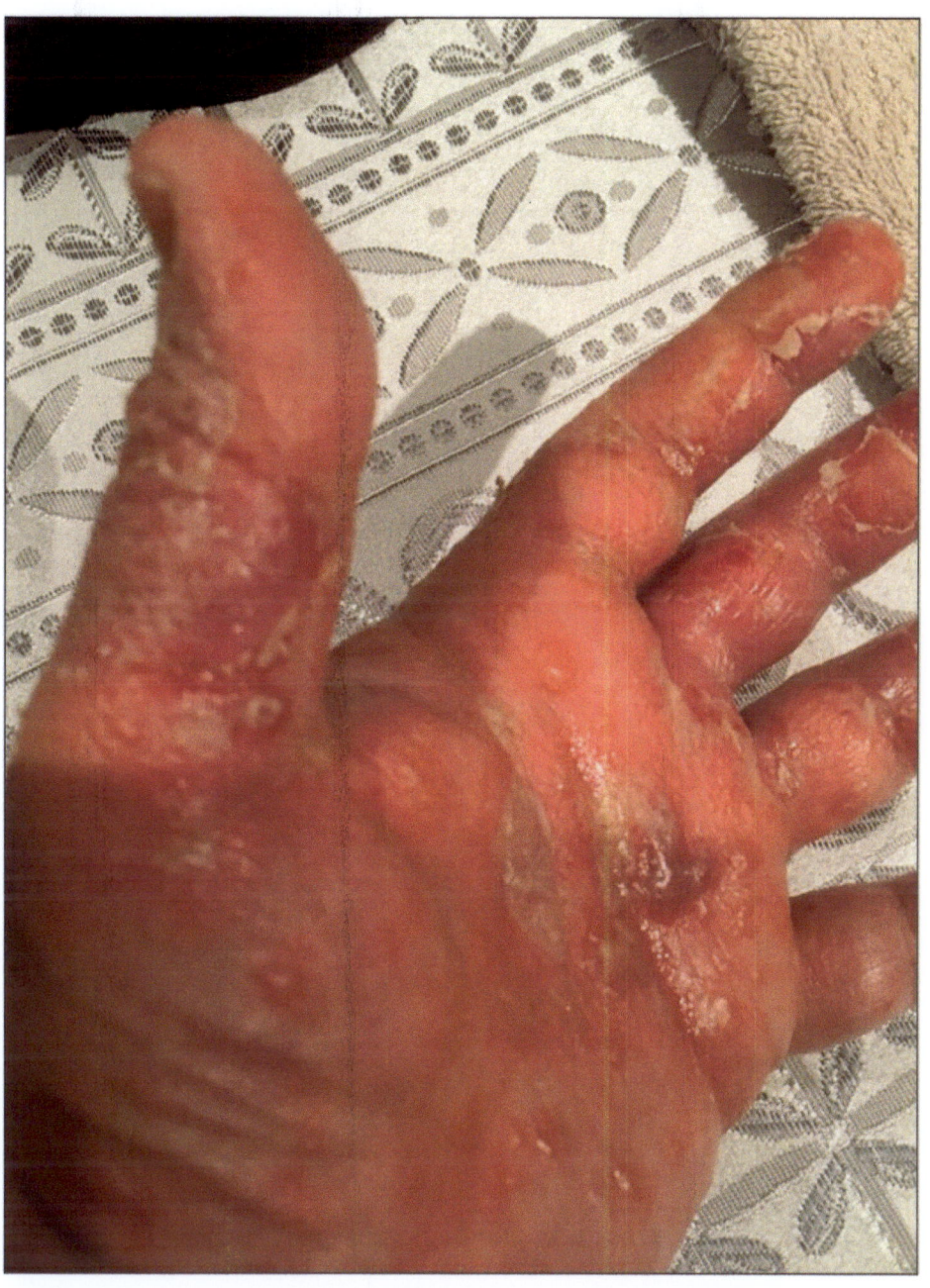

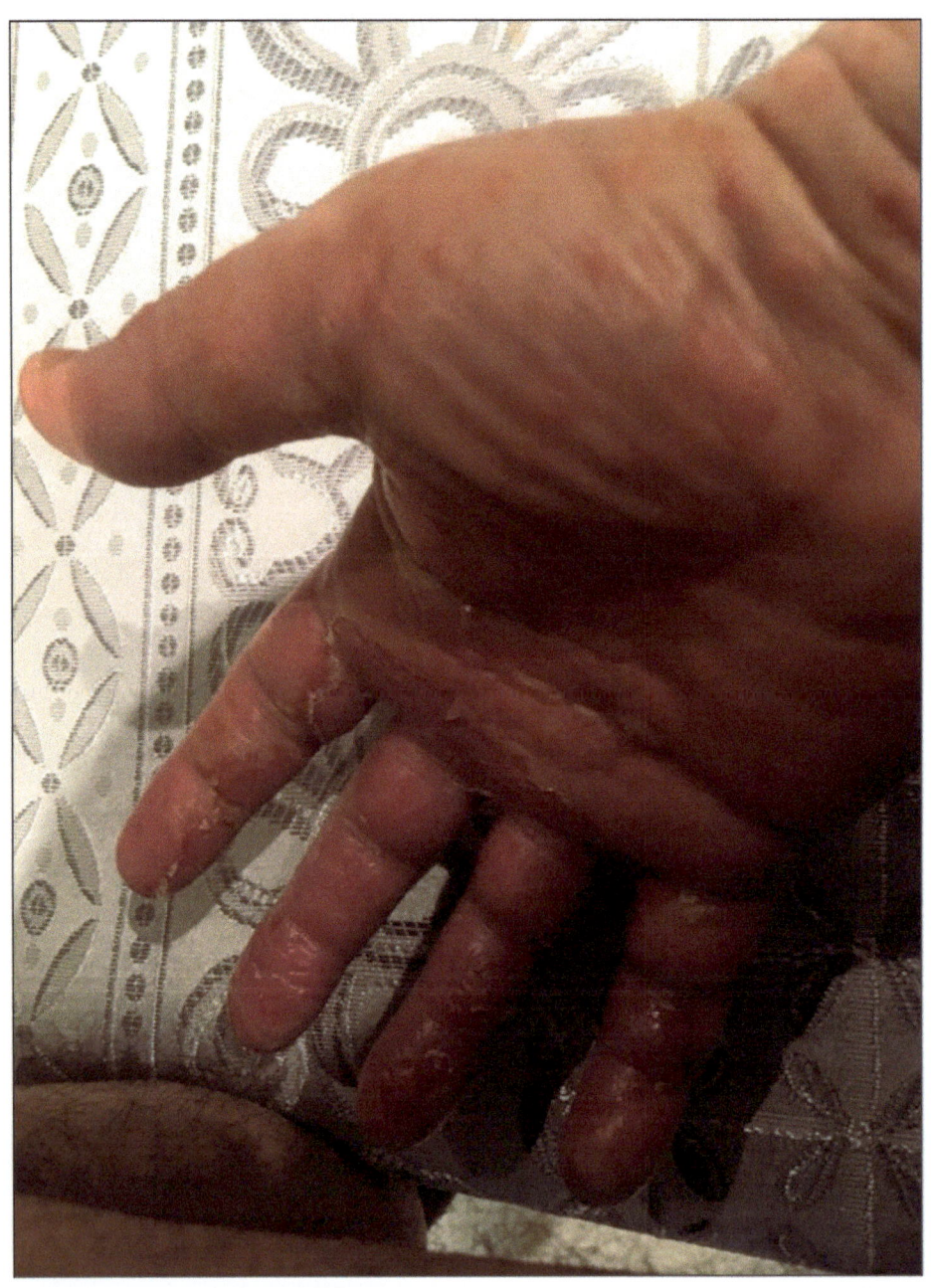

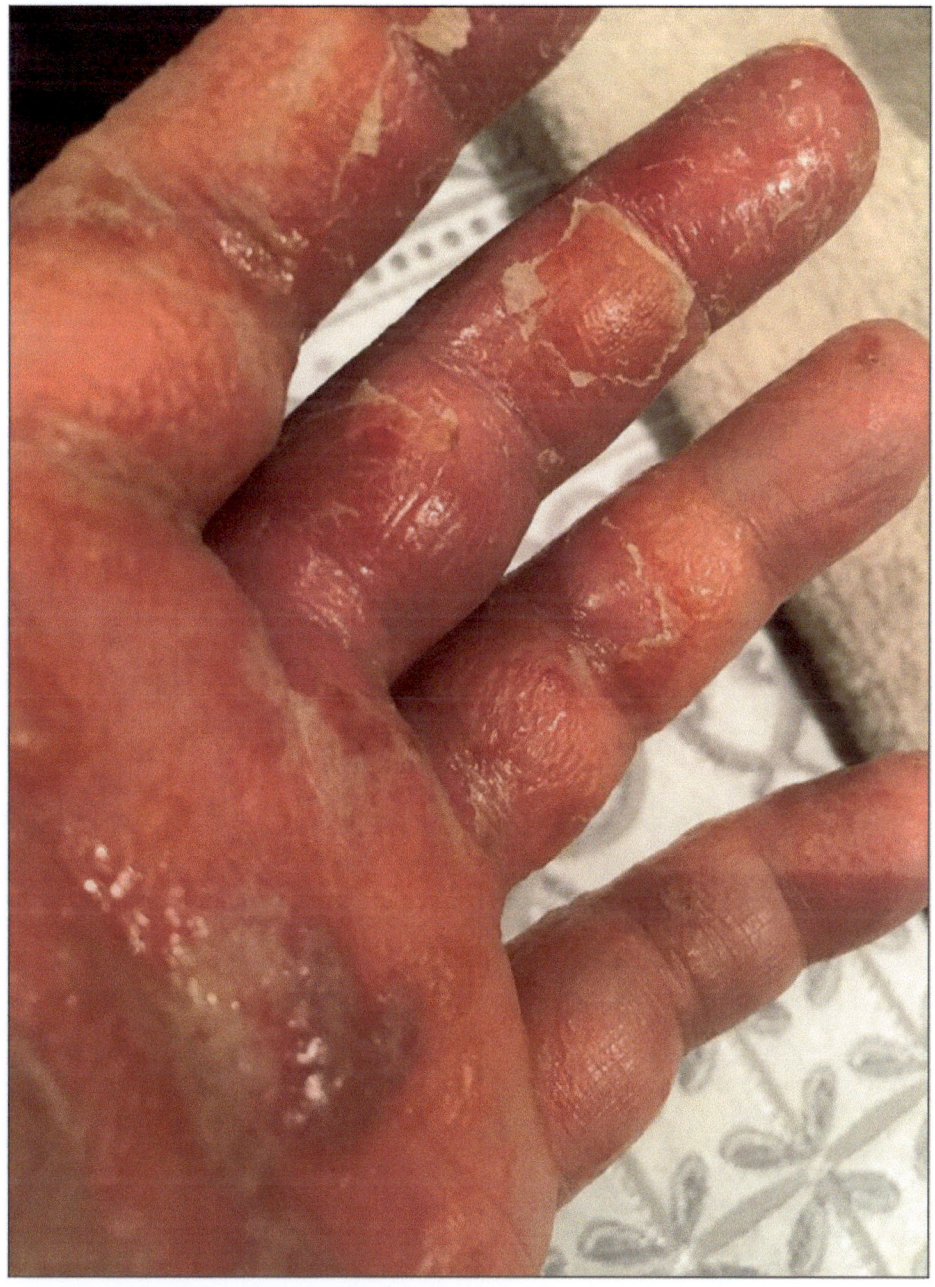

Photos 2016-2023 : Guérison

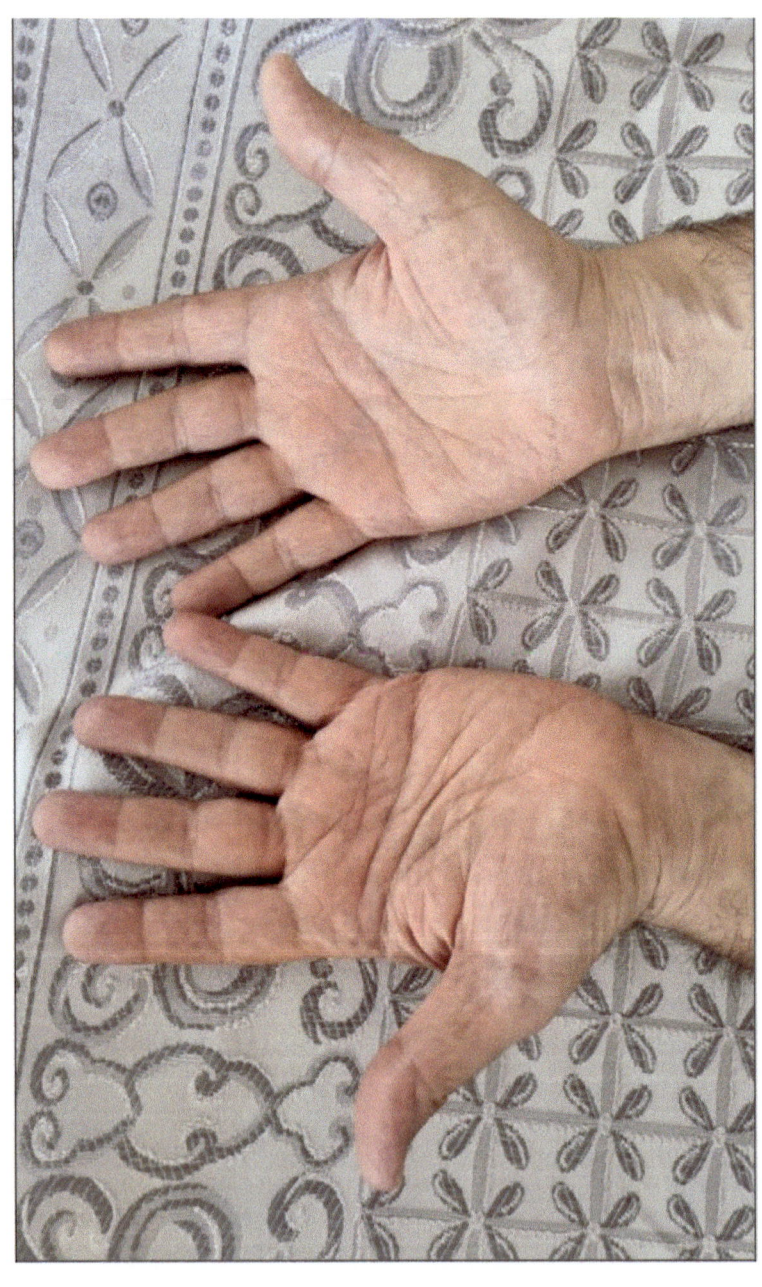

Histoire n°9 :

LE DERNIER MÉTRO OU CE N'EST QU'UN AU REVOIR

Hélène est une femme âgée de soixante-sept ans, elle réside en région parisienne, dans une petite commune du Val-de-Marne (94). Cadre attachée à la gestion commerciale de sociétaires dans un grand groupe mutualiste parisien, elle est aujourd'hui à la retraite depuis dix ans environ.

Son motif de consultation est : « insomnie rebelle à tout traitement ».

INSOMNIE[5] :

Définition : elle concerne environ un français sur cinq (vingt pour cent) de la population. Sa fréquence augmente avec l'âge. Elle est jugée sévère dans neuf pour cent des cas. Elle affecte la quantité et/ou la qualité de sommeil en associant les symptômes suivants :

---

[5] *Source INSTITUT NATIONAL DU SOMMEIL ET DE LA VIGILANCE*

- difficultés à l'endormissement,
- réveils nocturnes,
- réveil matinal sans pouvoir se rendormir.

La fatigue affecte rapidement la qualité de l'humeur, perturbant l'efficacité au travail. Les phases de récupération, voire d'endormissement, provoquent des troubles de la concentration et de l'attention. Le retentissement socioprofessionnel est constant.

L'insomnie, définie comme occasionnelle ou transitoire, est souvent liée à des perturbations du rythme de vie et de l'environnement (bruit, lumière, chaleur excessive ou froid, literie défectueuse, stress, angoisse, maladie, le non-respect des règles d'hygiène de vie). Dès que la cause est identifiée et supprimée, l'insomnie cesse immédiatement et l'individu retrouve rapidement un sommeil normal.

L'insomnie est dite chronique lorsqu'elle se manifeste au moins trois fois par semaine depuis plus de trois mois. Elle nécessite alors la recherche de pathologies telles que l'hyperthyroïdie, le reflux gastro-œsophagien, un asthme, une dépression, un rhumatisme inflammatoire, l'apnée du sommeil et le syndrome des jambes sans repos.

Consultation n° 1

Interrogatoire

Hélène me confirme qu'elle a procédé à tous les bilans et examens complémentaires prescrits successivement par son médecin traitant et les différents spécialistes (neurologue, pneumologue, cardiologue, ORL) à la recherche d'une cause pouvant expliquer son insomnie rebelle. Tous ses bilans sont négatifs.

Les traitements prescrits :

• anxiolytiques, antidépresseurs, régulateurs de l'humeur, hypnotiques,

• traitements à base de mélatonine, dite hormone du sommeil, n'induisant pas la régulation des rythmes du sommeil.

Tous ces remèdes lui apportent certes une aide et une amélioration transitoire, mais de trop courte durée pour lui permettre de récupérer de façon significative.

Elle me confie alors comme pour justifier sa démarche :

« Toute personne qui souffre, aussi résistante soit-elle, est toujours désireuse de trouver une solution durable en réponse à sa pathologie ou à son symptôme. Durant toutes ces années, je me suis orientée naturellement vers d'autres solutions thérapeutiques comme l'acupuncture, l'homéopathie, la réflexologie plantaire, les massages aux huiles essentielles sélectionnées pour leurs vertus apaisantes et relaxantes, le shiatsu, massage traditionnel chinois effectué selon le trajet des méridiens d'acupuncture. Je dois vous avouer qu'aucune de ces thérapies ne m'a apporté de soulagement significatif. »

C'est ainsi qu'elle se présente à mon cabinet car, en surfant sur le net, elle découvre sur certains forums que l'ostéopathie crânienne peut apporter une réponse à sa requête.

BILAN OSTÉOPATHIQUE

Je procède donc à un bilan palpatoire en ostéopathie tout en lui demandant de me confirmer si elle a été victime d'un traumatisme récent ou même très ancien (à la suite d'une chute de sa hauteur, ou consécutif à un choc direct, ou à accident de la voie publique, etc.) :

- sur l'apex du crâne (le vertex),

- sur les vertèbres cervicales,

- sur la colonne lombaire, le bassin, le coccyx, le sacrum.

Hélène ne se souvient pas d'un choc traumatique récent ou très ancien.

Je poursuis mon investigation palpatoire :

- la palpation ne révèle rien d'objectivable pouvant étayer un lien pertinent entre l'insomnie de notre patiente et les tensions crânio-sacrées,

- de plus, les tissus de la base du crâne ainsi que les tensions cervicales cèdent facilement aux manœuvres ostéopathiques : on ne retrouve pas de barrages mécaniques résistants aux techniques manipulatives.

NOTA BENE : THÉRAPIE CRÂNIO-SACRÉE

En ostéopathie, les traumatismes transmis aux fascias, aux aponévroses, aux tissus mous, peuvent créer des tensions affectant les méninges (pie-mère, arachnoïde, dure-mère). Ces trois enveloppes fibro-hydro-conjonctives protègent l'ensemble du système nerveux central du crâne jusqu'à la base de la colonne vertébrale : sacrum-coccyx. À l'intérieur du crâne, la dure-mère se prolonge par deux expansions que sont la faux du cerveau et la tente du cervelet. Il existe donc une continuité physique entre la boîte crânienne, son contenu et la base de la colonne vertébrale. Cette réalité anatomique justifie, pour les ostéopathes, la thérapie dite « crânio-sacrée ». La libération de ces tensions des membranes réciproques permet de rééquilibrer l'axe crânio-sacré pouvant être à l'origine de symptômes divers et variés tels que : insomnie, migraine, vertige, céphalée, acouphène.

Consultation n° 2

Le second rendez-vous, fixé huit jours plus tard, ne constate aucune amélioration consécutive à la séance précédente.

Le tableau clinique est absolument identique : il n'y a aucun changement.

Objectif de cette consultation : comprendre le sens du symptôme.

J'explique alors à Hélène que la persistance des symptômes associée à l'absence de tensions biomécaniques objectives ouvre éventuellement la voie à une lecture différente mais complémentaire. C'est alors que j'évoque une approche psycho-émotionnelle, car les émotions stressantes sont mises en mémoire et stockées dans les cellules de notre corps.

C'est ce ressenti lié à un épisode psychologique vécu de façon dramatique qui s'imprime au plus profond de nos tissus : notre mémoire cellulaire. La plupart du temps, cette mise en mémoire automatique s'effectue de façon inconsciente, à notre insu. Notre cerveau utilise cette procédure automatisée pour éviter au patient une souffrance émotionnelle ingérable et insupportable au quotidien. Le but du cerveau étant de convertir, au bout d'un certain temps, ce choc émotionnel en un symptôme physique, si et seulement si le cerveau est dans l'incapacité d'élaborer une solution consciente ou une stratégie de défense. C'est ainsi que s'installe une maladie ou un trouble comportemental car le cerveau automatique fonctionne alors comme une boîte à fusibles. Un organe et/ou sa fonction sont utilisés, voire sacrifiés, préservant le reste du corps qui continue d'assurer la survie de l'individu. Ce programme est notre meilleure réponse biologique élaborée par le cerveau. Cette solution fait totalement écho à la tonalité conflictuelle et émotionnelle de la situation. Cette réponse n'est pas anarchique mais parfaitement orchestrée et il convient de préciser qu'un stress continu met systématiquement tout individu en danger, le vidant progressivement de ses réserves énergétiques, pouvant le conduire à la mort par épuisement et/ou par manque de vigilance. Certes, le prix à payer est celui de la maladie, mais le patient est maintenu en vie pendant un certain temps, le temps de trouver une solution satisfaisante. C'est bien ce laps de temps qu'il convient d'utiliser pour tenter d'inverser, en toute conscience, le processus morbide.

Hélène accepte cette approche. C'est alors que je l'invite à s'allonger sur la table d'ostéopathie, confortablement installée sur le dos, les deux bras allongés le long du corps reposant sur les deux accoudoirs.

Je pose alors mes deux mains sur son crâne comme pour une séance d'ostéopathie, je lui demande tout simplement d'écouter en toute sécurité, le son de ma voix :

« Vous pouvez, si vous le souhaitez, « fermer les yeux », nous allons demander à votre cerveau automatique et inconscient de remonter le temps et de nous aider à comprendre « comment et pourquoi cela a été utile pour vous de mettre en place ce symptôme ou cette maladie : cette insomnie rebelle à tout traitement et ce malgré les soins apportés et proposés par le corps médical. Cette nouvelle grille de lecture nous propose d'analyser votre insomnie comme la meilleure réponse biologique élaborée par votre cerveau. En écho à un stress ou à une situation ingérable à un instant précis de votre vie. »

EXPLICATIONS AU LECTEUR

Il faut permettre à la patiente de réaccéder à son vécu émotionnel en lien avec la mise en place de son symptôme, en respectant un cadre spatio-temporel.

J'utilise un mode de communication de type hypnose conversationnelle. Cette technique type PNL (Programmation Neuro Linguistique) utilise un mode de relaxation sophronique. Cet état de conscience légèrement modifié permet à la patiente de se connecter à sa mémoire récente ou ancienne. Cette induction vise à activer le système parasympathique, stimulant ainsi, chez le patient, un état de relaxation, une respiration ample et profonde, une attention portée sur son intériorité.

RAPPELS PHYSIOLOGIQUES

Il convient de préciser que le système neurovégétatif est constitué de deux composantes essentielles à la survie des êtres vivants : elles sont complémentaires, relatives et en interaction permanente.

• Un système accélérateur dit sympathique indispensable à la lutte, à l'action, aux moyens de défense de l'individu en cas d'alerte, de combat ou de fuite. Il préside durant toutes nos activités dynamiques, nos mouvements, nos déplacements. Il est localisé essentiellement le long de la colonne vertébrale et représente la chaîne ganglionnaire paravertébrale. Ce système est régulé par deux neuromédiateurs : l'adrénaline, la noradrénaline.

• Un système frénateur dit parasympathique, ou système vague, préside durant les périodes de repos, les réparations, les phases de relaxation. Il induit un ralentissement général des fonctions de l'organisme. Le nerf vague, ou X^e paire de nerf crânien en représente la plus grande partie, localisé essentiellement dans la sphère crânienne ainsi que dans la sphère pelvienne. Ce système vague favorise le sommeil, l'activité onirique, les rapports sexuels, et stimule l'appétit. Il est associé à un neurotransmetteur : l'acétylcholine.

Dans ce type d'approche, l'induction hypnotique, créée par la parole, est associée au toucher par le contact des deux mains du thérapeute posées sur la voûte crânienne : cette double action (auditive et tactile) favorise la stimulation du système parasympathique, le dialogue patient–thérapeute peut commencer.

Séance :

« Hélène, qu'est-ce que cela vous fait de vivre avec ça, cette insomnie au quotidien ?

— C'est insupportable et ça m'épuise.

— Que ressentez-vous ?

— Je ne peux rien y faire, c'est comme ça. Il n'y a pas de solution malgré tous mes efforts, il y a cela bientôt neuf ans. »

Je reformule son ressenti en prenant bien soin d'utiliser les mots prononcés par la patiente.

« Hélène, il y a neuf années maintenant, vous êtes confrontée à une situation épuisante et insupportable sans pouvoir rien y changer et ce malgré tous vos efforts. Vous n'avez rien à faire de particulier, laissez-vous bercer par le son de ma voix, tout en demandant à votre cerveau automatique et inconscient de remonter dans le temps et dans l'espace, où vous avez été confrontée à une situation épuisante, insupportable. »

Quelques secondes s'écoulent tandis que son cerveau active un mode de recherche automatique pour relire les scènes gravées en résonance avec son ressenti. Son cerveau a reconstruit et sélectionné en images une séquence évocatrice du souvenir.

SCÈNE DU SOUVENIR : elle raconte.

« Oui, il y a neuf ans, je me rends en fin de journée au chevet de ma maman pour partager son repas du soir, durant un de ses séjours hospitaliers dans un service parisien. Elle y est suivie pour la prise en charge et la surveillance de la phase terminale de son cancer du sein, avec complications respiratoires et pulmonaires. Je me fais un devoir d'être là tous les jours. Vous comprenez, je suis sa fille unique, moi-même n'ayant pas d'enfant et je tiens absolument, dès la sortie de mon travail, à être présente pour partager sa journée et son repas du soir. Je l'ai accompagnée à chacune de ses hospitalisations successives et, bien sûr, j'ai eu l'occasion et le temps de faire connaissance avec les différentes équipes soignantes. Personnel très dévoué, compréhensif, à l'écoute, obtenant de leur part de pouvoir rester dans le service à des heures tardives. Un soir, une infirmière est venue me demander de rentrer chez moi, en me disant que ma mère était très fatiguée et qu'elle avait besoin de repos et de tranquillité. Très rassurante, elle m'a dit que je pouvais partir sereine et que s'il y avait quoi que ce soit, elle m'avertirait immédiatement. Selon elle, il ne se passerait rien de bien important jusqu'au lendemain. Ce soir-là, je quitte l'hôpital vers 23 h 00, je presse le pas en direction de la station pour ne pas rater le dernier métro. Je suis arrivée à mon domicile aux environs de minuit. Après une toilette rapide, je me suis couchée puis endormie vers 1 h 00 du matin. J'ai été réveillée brutalement à 5 h 00 du matin par la sonnerie du téléphone. À l'autre bout de la ligne, l'infirmière de nuit m'annonçait que ma mère était partie dans son sommeil sans souffrance. »

En écoutant attentivement tous les détails de cette scène du souvenir, je comprends que tous les éléments relatifs à son insomnie sont consignés dans son récit. Cependant, il est impossible pour Hélène d'en découvrir et d'en comprendre le lien en toute conscience.

Il m'appartient donc de reconstituer le fil conducteur qui permettra à Hélène de saisir le sens caché tout en découvrant l'aspect émotionnel de son insomnie. Cette compréhension en pleine conscience permet l'acceptation afin de libérer le corps prisonnier et gardien de son symptôme. Hélène est bloquée sur une des différentes étapes du deuil et ne peut accéder à la guérison. En effet, comprendre le sens profond de sa pathologie permet de l'accepter afin d'accéder au programme de restauration-réparation et d'évoluer sur le chemin de la guérison.

EXPLICATIONS :

Hélène continue d'écouter le son de ma voix, les yeux fermés, mes deux mains toujours posées sur sa voûte crânienne.

« Hélène, pouvez-vous me préciser, s'il vous plaît, l'horaire de vos troubles du sommeil ?

— Il m'est impossible de dormir entre 1 h 00 et 5 h 00 du matin. »

SYNTHÈSE : JE LUI PROPOSE UNE AUTRE LECTURE À LA COMPRÉHENSION DE SON INSOMNIE

« Hélène, votre cerveau a sélectionné, pour vous, la meilleure stratégie possible en réponse à votre stress et en parfait écho à votre situation liée au décès de votre mère. Cette solution est votre meilleure réponse biologique à cet instant dans votre vie. Lorsque vous quittez votre mère, chaque soir de la semaine, votre stress émotionnel augmente, car vous redoutez, sans l'exprimer, de ne pas être présente à ses côtés pour l'accompagner à sa dernière demeure lorsqu'elle rendra son dernier souffle. Vous prolongez chaque minute partagée à ses côtés. Vous retardez, grâce à la compréhension et à l'empathie des équipes soignantes, l'instant de la séparation d'un soir, qui annonce les prémices d'une séparation malheureusement inévitable et définitive. Lors de votre dernière visite, vous quittez l'hôpital très tardivement et votre maman est encore en vie à ce moment précis. Puis le chemin du retour, la toilette et vous fermez les yeux, épuisée par ces journées qui se succèdent, vers 1 h 00 du matin. À ce moment, votre mère est encore en vie, puis réveil brutal à 5 h 00 du matin, on vous annonce l'instant tant redouté : votre mère n'est plus. C'est précisément cet intervalle de temps que le cerveau a sélectionné : entre 1 h 00 et 5 h 00 du matin.

- 1 h 00 du matin = la vie

- 5 h 00 du matin = le décès

Pour le cerveau, tant que vous ne dormez pas, votre mère est encore de ce monde. L'insomnie vous laisse éveiller comme pour maintenir symboliquement votre mère en vie : « tant que je suis réveillée et que je ne dors pas encore : ma mère est en vie » ou « cette nuit-là, dès que je ferme les yeux, ma mère me quitte ». C'est cette phrase émotionnelle inconsciente qui s'est gravée à votre insu dans votre cerveau nourrissant ainsi votre mémoire cellulaire : cette insomnie apaise inconsciemment votre stress lié au décès de votre maman.

Il faut prolonger la phase d'éveil et fuir l'endormissement d'où l'insomnie entre 1 h 00 et 5 h 00 du matin.

À ce moment, Hélène comprend et accepte en conscience ce lien invisible. Elle saisit enfin le poids de la culpabilité qu'elle porte depuis neuf ans : elle n'a jamais accepté son absence, elle regrette du fond de son âme de ne pas avoir été présente, ce soir-là.

LE LÂCHER-PRISE :

Hélène refuse de se pardonner son absence, son départ, sa nuit de sommeil. Cette auto-accusation empêche le déroulement des différentes phases de son deuil.

LE RECADRAGE DES FAITS :

Hélène est toujours allongée sur la table d'ostéopathie, les yeux fermés en écoutant le son de ma voix. Mes deux mains toujours posées sur la base de son crâne.

Je dois alors tenter de lui faire changer sa perception : je lui explique que personne, sur cette Terre, n'a le pouvoir de changer les évènements. Cela appartient au passé, on peut juste changer ou faire évoluer son ressenti, porter un regard différent.

« Hélène, l'être cher qui nous quitte choisit toujours, ou presque, le moment où il est seul pour ne pas imposer à ceux qu'ils aiment, à ses proches, le visage de la mort, la dernière respiration, le râle de sa dernière exhalaison, cela pour garder gravé dans leur mémoire le souffle de la vie. »

Pendant qu'elle continue d'écouter le son de ma voix, Hélène a revécu toute la scène de cette dernière nuit avec beaucoup d'émotions. Des larmes coulent le long de son visage, je lui propose de garder et de revivre le moment où elle dit au revoir à sa mère.

« La présence, la surveillance à cent pour cent du temps, est irréalisable. Se fixer cette mission est du domaine de l'impossible. Le plus important est de considérer tout votre accompagnement ainsi que votre amour rempli de tendresse à ses côtés, et non pas les quelques instants que votre mère a choisis pour son départ. »

Hélène a accepté de reconsidérer le cadre et les limites de sa présence au chevet de sa maman. Elle a accepté de la laisser partir. Elle a pu enfin terminer son travail de deuil.

Consultation n° 3

Nous avons fixé un troisième rendez-vous à quinze jours afin de permettre à son cerveau de resynchroniser les rythmes biologiques de son sommeil.

Depuis, Hélène dort de nouveau comme un bébé, sereine du travail et de l'accompagnement auprès de sa mère. Elle est de nouveau en paix avec elle-même.

EXPLICATIONS ET SYNTHÈSE

Avis au lecteur : Les progrès constants de la médecine et la puissance de la pharmacopée permettent de reculer les frontières de la maladie tout en optimisant la conservation de la santé. Cependant, il est quelquefois indispensable de comprendre que toute chronicité ou récidive d'un symptôme ou d'une maladie peut nécessiter une approche complémentaire aux soins médicaux.

EN EFFET :

- LE CORPS NE MET JAMAIS EN PLACE NI NE MAINTIENT UN SYMPTÔME DÉNUÉ DE SENS.

- LE CORPS SE TROUVE ÊTRE LE GARDIEN DE LA MÉMOIRE DES BLESSURES DE NOTRE ÂME.

- LE CORPS NE MENT JAMAIS.

- TANT QUE LA SOUFFRANCE ÉMOTIONNELLE EST ACTIVE, LE CORPS EXPRIME LE SYMPTÔME.

- LA PRISE DE CONSCIENCE ÉTABLISSANT LE LIEN ENTRE LE CHOC ÉMOTIONNEL ET LE SYMPTÔME PERMET D'ANNULER LE PROGRAMME MALADISANT OFFRANT LA POSSIBILITÉ AU CORPS DE LIBÉRER SES PROPRIÉTÉS CURATIVES.

- CETTE PRISE DE CONSCIENCE PERMET DE LIBÉRER ET POURSUIVRE LES DIFFÉRENTES ÉTAPES DU DEUIL.

Histoire n°10 :

LES FRACTURES COSTALES OU LA VIOLENCE DU PÈRE

Brigitte se présente à mon cabinet d'ostéopathie à la suite de dorsalgies récurrentes. Elle est âgée de quarante ans environ. C'est de toute évidence une femme coquette, soignée : silhouette élégante, de grands yeux verts en amande, quelques taches de rousseur soulignent ses pommettes saillantes, le front haut, la démarche altière, une abondante chevelure noire tombant sur ses reins. Le tout lui confère une belle allure.

MOTIF DE CONSULTATION : DORSALGIES

Je lui demande de me préciser les circonstances d'apparition de ses algies vertébrales. Elle me répond sans aucune hésitation que cela fait suite à des fractures costales, il y a dix semaines environ. Face à tout traumatisme, il faut impérativement faire un bilan radiologique le jour de l'accident et un contrôle pour suivre la consolidation dans les trois ou quatre semaines suivantes. Je lui demande de me montrer les radiographies afin de prendre connaissance du compte rendu établi par son radiologue.

En effet, tout retard de consolidation est une contre-indication à la séance d'ostéopathie. Elle est venue sans aucun examen complémentaire ni radiographie.

Je lui demande donc de me préciser les circonstances de ses fractures costales afin d'évaluer la cohérence de l'intensité de son traumatisme ou d'un trouble révélateur d'une faiblesse plus générale.

Le problème est survenu à la suite de quoi ?

- choc traumatique :
  chute de sa hauteur, éternuements, fractures de fatigue,

- troubles métaboliques :
  déminéralisation, ostéoporose, carences alimentaires,

- troubles hormonaux :
  thyroïde, surrénales, parathyroïdes.

Agacée par mon interrogatoire, elle m'affirme qu'elle se porte bien et qu'elle souhaite que je la soulage rapidement des tensions vertébrales consécutives, selon elle, à ses fractures. Je lui explique alors que je ne peux pas la manipuler en ostéopathie sans connaître le contexte de ses fractures, car celles-ci peuvent être révélatrices d'une altération plus profonde de son état général. Je lui demande de bien vouloir revenir avec les examens radiologiques et de programmer un autre rendez-vous.

« C'est plus prudent pour vous. »

Elle me demande alors ce que je souhaite savoir car, selon ses dires, son médecin traitant ne lui aurait pas posé autant de questions. Ce témoignage me laisse perplexe, ne pouvant imaginer un seul instant que son médecin de famille fasse l'impasse sur ces éléments de son dossier. Pour une raison que je ne comprends pas, je devine qu'elle ne souhaite pas fournir plus d'explications.

« Je préfère respecter, sans les transgresser, les principes fondamentaux liés à l'exercice de l'ostéopathie et reporter ce rendez-vous au moment où vous serez munie de vos examens et bilans radiologiques. Ces précautions d'usage relèvent avant toute considération de votre intérêt et de votre sécurité médicale.

— D'accord, finit-elle par admettre, je vous demande juste de ne pas révéler le contenu de notre entretien à mon médecin référent, car nous avons déclaré cet accident à la médecine du travail. Vous comprenez ?

— Soyez rassurée, je veux juste saisir le contexte de vos fractures. Je ne représente ni ne travaille auprès d'aucune instance sociale ou bureau de contrôle. Cet entretien reste strictement confidentiel.

— On a eu une violente dispute avec mon mari, cela nous arrive assez souvent. Il m'a projetée à terre, j'ai chuté en atterrissant lourdement sur mon flanc gauche, puis il m'a asséné un violent coup de pied dans le thorax à droite, d'où les fractures costales à droite et à gauche. Voilà, vous savez tout. Croyez-moi, le contrôle radiologique précisait la consolidation des foyers de fracture. C'est la raison pour laquelle mon médecin de famille a autorisé la reprise de mon travail depuis quatre jours.

— Brigitte, je vous remercie de votre témoignage et de votre confiance. Si votre médecin a validé la reprise de votre activité professionnelle, cela me rassure par rapport aux processus de consolidation de vos fractures costales. Brigitte, avant de procéder à la séance, avez-vous d'autres antécédents, s'il vous plaît ?

Brigitte ne comprend pas le sens de ma question et me rétorque aussitôt :

— Oui, c'est la troisième fois !

Comme si l'histoire des disputes récurrentes aurait dû rendre évident le fait que son mari lui avait, en toute logique, cassé les côtes pour la troisième fois.

— Brigitte, je crains de ne pas avoir bien entendu ni compris votre réponse. Cela fait la troisième fois que votre mari vous casse les côtes ?

— Pardon, vous n'avez pas compris. Non pas uniquement mon mari : mais trois fois par trois hommes différents. »

Effectivement, je ne comprends plus rien à ce dialogue. Je suis littéralement assommé par les révélations de Brigitte qui semble accepter ce fait sans autrement s'émouvoir de cette situation récurrente. Bien que ce témoignage me semble totalement irréel, je marque un temps de stupéfaction qui doit se lire sur mon visage. Quelques secondes s'écoulent, elles me paraissent durer une éternité. Dans mon for intérieur, je ne peux m'empêcher de formuler à voix haute, mais à moi-même seulement, cette phrase qui résonne encore comme un écho silencieux :

« Est-ce que TOUT cela est simplement possible, seulement acceptable sans susciter le moindre questionnement ? Serait-ce un trait d'humour posé sur sa propre histoire comme un moyen de défense pour s'autoguérir de sa propre tragédie ? »

Le doute s'installe. Bien que complètement déstabilisé par son récit, je reprends le cours de cette consultation, qui semble appartenir plus à un film de science-fiction ou à un cauchemar d'un autre monde.

« Brigitte, permettez-moi, avant de poursuivre, de vous signifier ma totale incompréhension quant au fil de votre histoire. Si vous le souhaitez, on peut prendre quelques instants pour tâcher de comprendre pourquoi et par quel processus vous subissez une telle répétition inscrite dans le scénario de votre vie. Je sais que la vie est loin d'être logique, certains épisodes restent difficiles à appréhender. Cependant, pour votre bien-être, il est parfois nécessaire d'essayer d'en saisir le sens et le contenu, si évidemment vous le souhaitez.

— Que tentez-vous de me faire comprendre ? Je ne saisis pas le sens de votre questionnement, de votre étonnement ? À quelles réponses faites-vous allusion ? C'est ma vie, c'est comme cela et je suis bien obligée de l'accepter. Je ne peux rien y faire, je vis avec, tout simplement. Vous savez, j'ai aimé profondément par le passé ces deux hommes et aujourd'hui encore celui qui partage mon quotidien. »

EXPLICATIONS :

Je propose à Brigitte une autre approche, une autre façon de comprendre.

« Je ne doute pas un seul instant des liens forts et authentiques partagés auprès de ces trois compagnons. Ce qui m'interroge et m'interpelle dans votre histoire, c'est cette répétition qui semble inéluctable. Je dois vous expliquer que je travaille, outre les traumatismes musculo-squelettiques, sur les blessures émotionnelles et inconscientes pouvant être à l'origine d'épisodes récurrents et répétitifs. Ces épreuves de la vie de tous les jours peuvent être pilotées par des programmes inconscients. Ces derniers agissent à votre insu, comme des aimants vous obligeant à attirer constamment des personnes ou des situations pour nourrir cette répétition incompréhensible qui semble défier toutes les lois du hasard et des statistiques. En un mot et pour le dire plus simplement : si vous revivez constamment les mêmes blessures, c'est que vous êtes soumise à ces répétitions même si ces relectures échappent totalement à votre conscience. Votre honnêteté et votre sincérité ne sont nullement remises en cause, acceptez simplement que l'on puisse vous aider à comprendre le sens caché et encore invisible à votre conscience émotionnelle.

— Cette question ne s'est jamais posée à moi en ces termes. Je suis sincère, vous pouvez me croire, cela dit je veux bien essayer de comprendre.

— Brigitte, répondez simplement à ces quelques questions.

(Sans lui donner de plus amples explications, je cherche à comprendre la nature du lien avec la représentation de son archétype masculin.)

— Quel est l'homme le plus important dans la vie d'une femme, d'une épouse ?

— Son mari.

— Très bien, et pour une petite fille ?

— Son père.

Elle s'empresse d'ajouter aussitôt, dans un éclat de rire, comme si elle redoutait la suite :

— Cela n'a rien à voir avec ça, mon père est mort depuis bien longtemps.

— Brigitte, excusez ma question, mais de quoi est décédé votre papa, s'il vous plaît ?

— Alcoolisme, coma éthylique. »

À l'évocation du décès de son père, elle poursuit spontanément, ses souvenirs affluent en même temps que ses émotions ponctuent le rythme de son récit. Son débit de paroles ralentit, le timbre du son de sa voix se fait moins audible. Un silence s'installe, elle reprend :

« Avec mes deux frères et ma petite sœur, lorsque nous entendions crisser les pneus de la voiture, sur les gravillons, dans l'allée de notre jardin, nous partions tous nous cacher dans la maison. Nous redoutions ses accès de colère et souvent de violences. Notre mère était systématiquement concernée par cette violence qu'elle ne parvenait pas à canaliser ou à stopper. Ensuite, c'était au tour des enfants de subir ses explosions, ses coups. Ivre de colère et imbibé d'alcool, il s'écroulait dans le couloir de l'entrée pour cuver son vin. Toute cette misère a bercé notre enfance. Nous vivions constamment dans la peur du prochain déferlement.

— Brigitte, quel âge aviez-vous lorsque votre père est décédé ? Où étiez-vous à ce moment précis ?

— Je suis âgée de huit ans et je suis encore à l'école. Lorsque nous rentrons à la maison avec mes frères et ma petite sœur, notre mère nous apprend la triste nouvelle.

Brigitte pleure sans pouvoir contenir ses sanglots, elle finit par m'avouer :

— Vous savez, mon père ne m'a jamais serrée ni prise dans ses bras, je n'ai jamais reçu de sa part la moindre marque de tendresse. C'est terrible, je n'ai aucun souvenir d'un moment passé dans ses bras et surtout je ne lui ai pas lui dit au revoir. »

Le temps passé depuis le départ de son père n'efface pas l'intensité de ses souvenirs. Les images gravées dans sa mémoire sont très précises, elle me répète entre deux sanglots que l'évocation de cette période de vie reste une véritable souffrance. Submergée, elle pleure pendant de longues minutes.

QUESTIONS – RÉPONSES

Sans qu'elle puisse comprendre les liens invisibles qui tissent son histoire de vie, son témoignage contient tous les détails de cette triste répétition : je lui formule les interrogations suivantes :

« Brigitte,

- Pourquoi et comment trois hommes différents, durant le cours de votre existence, vous imposent-ils un sinistre scénario identique ? Comprenez que cette répétition défie toutes les lois du hasard et des statistiques.

- Pourquoi trois agressions physiques commises par trois acteurs différents s'inscrivent-elles au même endroit dans votre corps : votre cage thoracique fracturée à droite et à gauche ?
- De quelle macabre mise en scène êtes-vous l'otage ou la cible ?

— Je ne sais pas, je suis incapable de vous répondre.

— Vous regrettez de ne pas avoir pu dire au revoir à votre père. Ce ressenti est légitime, mais il contribue à bloquer les différentes étapes de votre deuil. Vous pouvez demander à votre partie adulte, à la femme que vous êtes aujourd'hui, d'apporter des ressources en vous adressant à cette petite fille blessée qui sommeille encore en vous. Que pouvez-vous dire ou conseiller à cette enfant âgée de huit ans de faire ? »

Je demande alors à Brigitte de bien vouloir fermer les yeux et de regarder sa partie plus jeune, de se reconnecter à cet instant si difficile.

— Je peux conseiller à cette enfant d'imaginer que son père, de là-haut, la prenne tendrement dans ses bras. Je peux aussi lui conseiller de se rendre au cimetière pour lui dire au revoir.

— Brigitte, je vous remercie d'avoir apporté ces ressources à votre partie la plus jeune, car votre cerveau émotionnel inconscient revit en boucle le seul contact qui vous liait encore jusqu'à aujourd'hui à votre père. Votre réponse a été de choisir malgré vous des hommes violents pour continuer à garder ce lien émotionnel avec votre père : temps que votre père est violent, il est vivant. Pour garder votre père symboliquement et inconsciemment en vie, vous refusez l'instant de son décès. Bloquant ainsi les différentes étapes de votre deuil. Celles-ci ne peuvent se succéder : tristesse, colère, culpabilité, incompréhension, enfin acceptation. Votre programme inconscient continue de vous faire vivre en boucle cette violence. »

Brigitte comprend, à cet instant, le cycle infernal de ces épisodes de vie. Elle accepte en conscience de se défaire de ce lien invisible. Avant de la laisser partir, je lui propose de visualiser une dernière fois cette image où son père l'enlace tendrement en passant ses bras autour de son thorax, de ressentir et de vivre cette étreinte. Cette étape est indispensable pour dissoudre définitivement ce rapport vécu dans la violence, laissant enfin la place à un contact rempli d'amour et de tendresse.

ÉPILOGUE

Nous avons fixé un autre rendez-vous environ quinze jours plus tard, afin de libérer les tensions relatives aux séquelles de ces fractures. La séance effectuée, Brigitte m'a remercié pour mon travail, pour le temps que je lui avais accordé et pour mon aide.

« Vous m'avez permis de comprendre que j'ai toujours attiré, dans ma vie, des hommes violents pour vivre et revivre ce rapport à mon père. D'ailleurs, je dois vous avouer que je n'ai jamais éprouvé ni même ressenti de la colère ou de l'amertume vis-à-vis des hommes de ma vie. Je viens de prendre conscience du pourquoi. Je vous en remercie très sincèrement. »

Je ne l'ai plus jamais revue en consultation d'ostéopathie. Je souhaite du fond du cœur que le cours de sa vie se soit allégé de ce fardeau afin de pouvoir vivre et bâtir une autre relation au masculin.

Épilogue

DES ORIGINES À NOS JOURS... D'AUJOURD'HUI À DEMAIN.

Confronté depuis la nuit des temps à un monde extérieur souvent hostile, l'homme s'est adapté en permanence pour assurer la pérennité de l'espèce humaine.

Face à la multiplication des dangers, la mise en place d'ingénieux systèmes de survie s'est imposée. Grâce à l'évolution du cerveau humain, des solutions ont été élaborées afin d'assurer la transmission de la vie, en toutes circonstances et en toutes conditions. De nos jours, le cerveau est comparé à un super-ordinateur dans lequel chaque maladie correspond à une solution mathématique.

Cette réponse est un programme parfaitement mémorisé et orchestré par le ressenti archaïque du patient. Cette coloration émotionnelle est une illustration authentique contenant les moindres détails du vécu-ressenti par le patient. C'est bien ce ressenti qui s'imprime au plus profond de nos cellules pouvant être ainsi potentiellement à l'origine d'un dérèglement.

Chaque stress spatio-temporel aboutit à une réponse logique du corps sous la forme d'une maladie ou d'un trouble du comportement dans un espace donné.

Pour chacun d'entre nous, cette réponse résonne-raisonne en parfait écho avec notre monde mental, nos émotions, notre vécu, nos filtres intérieurs, notre mémoire transgénérationnelle.

Ainsi, cette approche se propose d'utiliser les progrès fulgurants des neurosciences par ses nombreux apports à l'aube d'une compréhension révolutionnaire de la maladie. Cette nouvelle grille de lecture, à large spectre, offre au patient la possibilité de stimuler et de connecter des aires multiples de son cerveau.

Ainsi, une voie originale s'ouvre à une compréhension plus variée et plus vaste quant à la mise à jour des liens existants entre l'expression de la pathologie et notre histoire personnelle.

En espérant que cette modeste présentation puisse offrir, au plus grand nombre, la possibilité de participer en conscience aux étapes de sa propre guérison.

Un processus est en cours d'évolution, comme une invitation à une interrogation plus profonde plus intime de notre intériorité. Chacun d'entre nous peut partager le fruit de cette nouvelle connaissance avec le reste de l'humanité.

Une infinie reconnaissance à tous les acteurs de ce voyage extraordinaire, à bientôt pour de nouvelles aventures sur le chemin de la Guérison.

BIBLIOGRAPHIE

Les racines familiales de la maladie, tomes 1-2-3, Dr Gerard ATHIAS, Éditions PICTORUS

Le corps point par point, Dr Gerard ATHIAS, Éditions PICTORUS

Questions-Réponses avec Gerard ATHIAS, Forum Internet 2005, Éditions PICTORUS

Biologie Totale Des Êtres Vivants, tomes 1-2-3-4, Dr Claude SABBAH, Auto-éditeur

Dictionnaire Des Codes Biologiques Des Maladies, Dr Eduard Van Den BOGAERT, Éditions TELIGATE-ASBL

La Psycho généalogie expliquée à tous, Mme Anne Ancelin SCHUTZENBERGER, Éditions PAYOT

Aïe, mes aïeux !, Mme Anne Ancelin SCHUTZENBERGER, Éditions PAYOT

Exercices pratiques de psycho-généalogie, Mme Anne Ancelin SCHUTZENBERGER, Éditions PAYOT

L'Empreinte de Naissance, M. Jean-Philippe BREBION, Éditions QUINTESSENCE

Comment paye-t-on les fautes de ses ancêtres, Nina CANAULT, Éditions DESCLEE DE BROUWER

Comprendre, accepter... Guérir, Dr Philippe DRANSART, Éditions LE MERCURE DAUPHINOIS

La Psycho généalogie Appliquée, Paola Del Castillo, Éditions QUINTESSENCE

La médecine sens dessus dessous, Giorgio MAMBRETTI et Jean SERAPHIN, Éditions AMRITA

La Médecine Nouvelle « La Quintessence », Dr Ryke Geerd HAMER, Éditions AMICI DI DIRK -ESPANA

Origine Des Cancers, Dr Michel MOIROT, Éditions LES LETTRES LIBRES

Et si LES MALADIES étaient des MÉMOIRES DE L'ÉVOLUTION, Dr Robert GUINEE, Éditions NEOSANTE

POUVOIR ILLIMITÉ, Anthony ROBBINS, Éditions GODEFROY

The BIO-BREAKTHROUGH, Mᶜ ISABELLE BENAROUS, Bio reprogramming Press LOS ANGELES CALIFORNIA

Atlas des techniques manipulatives des os du crâne et de la face, Alain GEHIN, Éditions MAISONNEUVE 1981.

Biomécanique et pathologies crâniennes en étiopathie, Michel Altiéri, Éditions Etiosciences SA, Geneve 1984.

Vision toucher relation thérapeutique, René LAVATELLI-Étiopathe D.E Auteur-Editeur, Édition 1999.

REMERCIEMENTS

À ma femme, Sophie

Mon plus fidèle soutien depuis le début de cette aventure... Avec tout mon Amour et ma tendresse.

À mes enfants,

En essayant de répondre à toutes vos questions, vous avez sans le vouloir nourri et fait grandir en moi ce besoin d'écrire.

Je vous aime,

<u>BERNARD</u>

À mon ami de toujours, pour son indéfectible soutien, pour sa générosité, son enthousiasme, sa disponibilité, notre complicité et toute son amitié...

Pour m'avoir fait un jour rencontré l'ostéopathie... et la bio-psycho-généalogie...

MERCI

Je remercie l'ensemble des professeurs du Collège Européen d'Ostéopathie de Genève pour la qualité de leur enseignement et leur disponibilité...

Une pensée particulière à M. Jean-François TERRAMORSI, directeur des études, enseignant et homme de passion.

Qu'il repose en Paix.

Avec toute ma gratitude et mon profond respect.

<u>À tous les Autres,</u>

Aux enseignants, thérapeutes, conférenciers, médecins, psychothérapeutes, psychiatres, psychomotriciens, ergothérapeutes, coachs sportifs, art-thérapeutes, infirmières, infirmiers, cadres de santé, directrices et directeurs de clinique, aux secrétaires… qu'ils soient tous ici remerciés pour leur confiance, leur ouverture d'esprit et leur écoute attentive à mon égard. J'ai beaucoup appris de leur bienveillance, de nos échanges.

<u>À ma famille,</u>

À mes grands-parents, Michel, Charles, Emma et Esther

À mon père, Jacques, ce rossignol chantant

À mes frères, Fabrice, Philippe, Emmanuel et Steve

À leurs épouses, mes neveux et nièces

À ma mère, Renée, qui consacra toute sa vie à ses 5 garçons...

et sa carrière au monde de l'enfance comme assistante maternelle au sein d'une association en charge de recueillir des enfants nés sous « X ». Pour réparer ces empreintes de naissance, armée seulement de son instinct maternel et de sa formidable intuition, elle ne cessait de s'adresser à ces nouveau-nés pour leur dire tout simplement que la vie les comblerait d'Amour. Elle mandatait alors son plus fidèle lieutenant, Jacques, pour se rendre en urgence au supermarché le plus proche pour acheter un appareil photographique jetable. Elle posait alors un acte concret comme pour graver la mémoire de ces êtres en devenir : elle confectionnait à chacun un album photo comme un livre à cœur ouvert. Au bout de quelques mois, ces enfants découvraient leur famille d'adoption, chacune en charge de conserver comme un trésor ce précieux livre d'images.

À la découverte de leurs premiers instants de vie, beaucoup d'enfants accompagnés de leurs parents revenaient bien des années plus tard redécouvrir cette maison où ils avaient été nourris de leurs premiers biberons gorgés d'Amour.

Le témoignage magique de ces enfants, incroyable mais absolument authentique, est que le souvenir de cet endroit était gravé dans leur mémoire cellulaire : sans l'ombre d'un doute pour eux.

Maman a exercé deux activités au cours de sa vie professionnelle :

- couturière, elle tissait des étoffes, des robes et des pantalons. Elle rapiéçait des vêtements déchirés jusqu'à ses cinquante ans environ.

- elle exerça son art comme assistance maternelle jusqu'à ses soixante-quinze printemps. Sa mission a été de tisser des liens pour réparer les morceaux déchirés d'une vie pour que puisse s'accomplir le miracle de la renaissance

Ses parents l'ont bien nommée : Re-née, ou renaît pour renaître à la vie.

MERCI POUR CE CADEAU...

UNE PENSÉE PARTICULIÈRE,

Pour les Maîtres qui m'ont formé à cette approche, je tiens à remercier deux professionnels qui ont contribué à marquer mon parcours d'une transformation radicale dans mon évolution à la compréhension et dans la façon d'appréhender la maladie.

Tout d'abord le Dr Claude SABBAH, conférencier international pour son concept « La Biologie Totale des Êtres Vivants », décrite sous forme d'histoires naturelles des 3 règnes : végétal, animal et humain. Cet immense travail d'analyse et de synthèse scientifiques révèle les archétypes de fonctionnement de survie, offrant ainsi à chacun d'entre nous la possibilité de les comprendre pour nous aider à mieux gérer son capital santé.

Trop souvent imité, rarement égalé par tous ceux qui ont utilisé ses travaux en oubliant de lui rendre hommage en mémoire de cet héritage.

CLAUDE, MERCI POUR CE CADEAU...

REPOSE EN PAIX...

Une reconnaissance infinie au Dr Gérard ATHIAS, pour son intelligence intuitive et sa capacité à rendre accessible au plus grand nombre la compréhension et l'interprétation des maladies. Son invitation permanente à voyager au cœur des transmissions généalogiques nous fait découvrir cette logique géniale. Son décryptage unique et tellement original de nos émotions nous transporte dans un monde qu'il nous offre de découvrir et d'explorer... du symbole à la guérison, la maladie exprimant un message intime de notre histoire personnelle et familiale.

GÉRARD, MERCI INFINIMENT...

À ISABELLE BENAROUS

Pour ta générosité, tes précieux conseils, pour ton aide à la mise en forme, tes relectures minutieuses, ta patience, ton écoute... Grâce à toi ce projet pour cette première édition peut voir le jour.

AVEC TOUTE MON AMITIÉ...

Table des matières

PRÉSENTATION DE L'AUTEUR	5
AVERTISSEMENTS AU LECTEUR	7
INTRODUCTION	11
Histoire n°1 : **L'ALLERGIE À L'EAU OU LA MÉMOIRE D'UN DRAME FAMILIAL**	17
Histoire n°2 : **TROUBLES OBSESSIONNELS COMPULSIFS : TOC TOC TOC, QUI EST LÀ ?**	23
Histoire n°3 : **LA MYCOSE VAGINALE OU L'ODYSSÉE DE LA VIE**	31
Histoire n°4 : **L'ASCENSEUR SOCIAL OU LA CHUTE DANS LA VERTICALITÉ**	43
Histoire n°5 : **LE SILENCE EST D'OR, LA PAROLE EST D'ARGENT**	49
Histoire n°6 : **L'ÉCOLE PRIMAIRE EN 1939-1945 OU LE VERTIGE DE LA RUMEUR**	67
Histoire n°7 : **LE PÈRE NOËL OU LE SAPIN DE LA CLINIQUE**	73
Histoire n°8 : **L'ECZÉMA DES DEUX MAINS OU LE DÉPART DU PÈRE**	79
Histoire n°9 : **LE DERNIER MÉTRO OU CE N'EST QU'UN AU REVOIR**	97
Histoire n°10 : **LES FRACTURES COSTALES OU LA VIOLENCE DU PÈRE**	113
Épilogue : **DES ORIGINES À NOS JOURS... D'AUJOURD'HUI À DEMAIN.**	123
BIBLIOGRAPHIE	125
REMERCIEMENTS	127

© Michel-Charles SULTAN, 2024

«Le Code de la propriété intellectuelle et artistique n'autorisant, aux termes des alinéas 2 et 3 de l'article L.122-5, d'une part, que les « copies ou reproductions strictement réservées à l'usage privé du copiste et non destinées à une utilisation collective » et, d'autre part, que les analyses et les courtes citations dans un but d'exemple et d'illustration, « toute représentation ou reproduction intégrale, ou partielle, faite sans le consentement de l'auteur ou de ses ayants droit ou ayants cause, est illicite » (alinéa 1er de l'article L. 122-4). Cette représentation ou reproduction, par quelque procédé que ce soit, constituerait donc une contrefaçon sanctionnée par les articles L. 335-2 et suivants du Code de la propriété intellectuelle.»

Dépôt légal : Septembre 2024

Correction, mise en page : Ton livre comme unique

Édition : BoD • Books on Demand GmbH, In de Tarpen 42, 22848 Norderstedt (Allemagne)

Impression : Libri Plureos GmbH, Friedensallee 273, 22763 Hamburg (Allemagne)

ISBN: 978-2-3225-5443-0

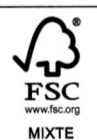